# GEHEIMAKTE SELBSTHEILUNG

# GEHEIMAKTE SELBSTHEILUNG

GEHEIMES WISSEN RUND UM KÖRPER, SEELE UND GEIST

KARLHEINZ GREIM-FÜRSTENBERG

Umschlag: Trivuj - 99designs
Korrektorat: Korrektorat Plus

Verlagsdetails: Expertition
Druck und Distribution im Auftrag des Verlags:
Expertition, Holte 5, 51688 Wipperfürth

ISBN Hardcover: 978-3-910236-08-0
ISBN E-Book: 978-3-910236-09-7



Aus Gründen der einfacheren Lesbarkeit wird im Folgenden nur die männliche Form verwendet. Dies stellt keinerlei Wertung dar. In meiner Anrede sind das männliche und weibliche Geschlecht gleichermaßen gemeint.

Dieses Buch dient ausschließlich der Information und ist kein Ersatz für eine professionelle Beratung. Der Autor und der Herausgeber sind in keiner Weise verantwortlich oder haftbar, weder direkt noch indirekt, für irgendwelche Folgen, die sich aus der Verwendung dieses Buches ergeben. Allen Lesern wird dringend empfohlen, sich von qualifizierten Fachleuten beraten zu lassen, bevor sie auf der Grundlage der in diesem Buch enthaltenen Informationen Maßnahmen ergreifen.

Dieses Buch ersetzt nicht die Beratung durch ärztliches Fachpersonal oder Therapeuten. Sämtliche Informationen beruhen auf der persönlichen und fachlichen Erfahrung des Autors. Es werden explizit keine Heilversprechen gegeben.

# Über den Autor

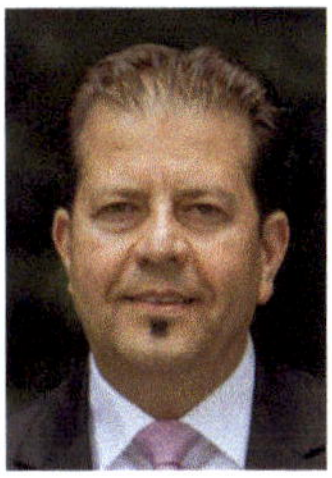

Der bekannte Heidelberger Psychoonkologe und Neurowissenschaftler Karlheinz Greim-Fürstenberg ist Urheber der gesundheitsfördernden Tiefenentspannung „ViKoMethode". Seit Jahren kombiniert er erfolgreich sein eigenes außergewöhnliches Fachwissen mit Erfahrungswerten Tausender Patienten, Seminarteilnehmer und anderer Experten zu den Themen:

- Gesundheitserhaltung
- Gesundheitswiederherstellung
- Verlangsamung des Alterungsprozesses

Die Essenz seiner Erfahrung ist, dass die Lösung für schwierige Situationen stets im Einfachen liegt. Seine Schulungen, Seminare und Beratungen sind deshalb wissenschaftlich fundiert, ganzheitlich ausgerichtet und leicht verständlich für jedermann. Für seine Arbeit wurde er bereits mehrfach ausgezeichnet – und er forscht weiter.

Schließlich geht es um die wichtigste Sache der Welt:

**Ihre Gesundheit**

# INHALTSVERZEICHNIS

# Vorwort

Selbstheilung – ein schönes Wort. Es impliziert ein Wunder – zumindest aus Sicht der meisten Ärzte und der Wissenschaft. Doch aus meiner Sicht (und damit bin ich nicht allein) hat Selbstheilung nichts mit einem Wunder zu tun. Nein, Selbstheilung ist ein erstaunlicher Aspekt des menschlichen Körpers, der es uns ermöglicht, Verletzungen und Krankheiten ohne äußere Hilfe zu heilen und zu überwinden.

In den letzten Jahren hat die Forschung im Bereich der Selbstheilung zugenommen, und Wissenschaftler entdecken neue Möglichkeiten, diesen natürlichen Prozess für medizinische Behandlungen zu nutzen. Einige Studien haben zum Beispiel ergeben, dass die Manipulation bestimmter Moleküle im Körper dazu führen kann, dass Wunden schneller heilen, während andere erforscht haben, wie Stammzellen zur Förderung der Selbstheilung eingesetzt werden können.

Selbstheilung hat also nichts mit Esoterik zu tun, und Sie müssen, um sich selbst zu heilen, auch nicht bei Vollmond, begleitet von lautem Trommeln, ums Feuer tanzen. Nein, die Fähigkeit zur Selbstheilung besitzen wir alle – nur leider nutzen die wenigsten von uns diese wundervolle Gabe.

Unsere Fähigkeit zur Selbstheilung kann die Art und Weise, wie wir Verletzungen und Krankheiten behandeln, revolutionieren, und ich finde es enorm spannend, darüber nachzudenken, zu welchen neuen Möglichkeiten der Gesunderhaltung und Behandlung von Krankheiten die Forschung rund um das Thema Selbstheilung führen könnte. Wir sind heute, Anfang 2023, als ich dieses Buch schreibe, näher dran als je zuvor, unser Wissen um die Kraft der Selbstheilung freizusetzen und zur Verbesserung unserer Gesundheit zu nutzen.

So weit, so gut. Doch warum dann noch ein weiteres Buch über Selbstheilung? Schließlich gibt es schon reichlich davon. Und vor allem: Warum *„Geheimakte Selbstheilung"*?

Im Grunde haben Sie recht. Es gibt bestimmt Hunderte von Büchern zu diesem Thema und der Titel dieses Buches mag auf den ein oder anderen reißerisch wirken. Mein Buch allerdings ist etwas Besonderes. Ich möchte Sie nicht mit Fach-, Fremdwörtern oder unklaren Aussagen verwirren oder Sie ermuntern, bei besagtem Vollmond ums Feuer zu tanzen, um sich selbst zu heilen. Mein Buch ist konkret, klar und knapp auf den Punkt gebracht. Wenn Sie es gelesen haben, wissen Sie, was Sie tun müssen, um gesund zu bleiben, bzw. wie Sie Ihre Selbstheilungskräfte aktivieren können.

Als Fundament für mein Buch dienen mir zum einen über 22 000 Stunden Studium und Fachausbildungen, aber auch zehn Jahre Forschung sowie unzählige Stunden Praxiserfahrung.

Mein gesamtes Wissen fließt in dieses Buch. Dafür habe ich knapp zehn Jahre lang über 120 Studien und wissenschaftliche Arbeiten ausgewertet. Doch damit nicht genug, denn schon andere Experten auf dem Gebiet haben vor mir viele Stunden und Jahre in Forschung zu den Themen investiert.

Mit der Lektüre dieses Buches profitieren Sie nicht nur von meinem Wissen, sondern ebenfalls von dem zahlreicher anderer Menschen, die sehr lange vor uns gelebt haben. Mir liegen exklusiv 350 antike Bücher aus der Zeit von 1500 bis ca. 1920 vor, deren Quintessenz ich in diesem Buch mit Ihnen teilen werde. Diese Bücher sind etwas ganz Besonderes, das habe nicht nur ich erkannt. Monatlich erhalte ich mehrere Anfragen der Medien, diese Bücher oder deren Inhalte zu verkaufen. Doch ich möchte, dass die wichtigsten Informationen aus diesen Büchern Ihnen heute exklusiv vorliegen, und nun halten Sie mit diesem Buch dieses geheime Wissen in den Händen. Ihre ganz persönliche *Geheimakte Selbstheilung.*

Dieses Buch lesen, erkennen, was für Sie relevant ist und wie Sie nun weiter damit umgehen, das dürfen Sie selbst entscheiden. Deshalb appelliere ich an Sie: Nutzen Sie mein aktuelles und zeitgemäßes Wissen, aber auch das der alten, geheimnisvollen Zeitdokumente von damals für sich, um wieder mehr Lebensqualität in Ihr Leben zu ziehen! Lesen Sie dieses Buch bewusst und aufmerksam durch. Am besten zwei- oder dreimal. Es wird Ihr Leben verändern.

Und falls Sie noch einen weiteren Grund brauchen, um weiterzulesen: Eine kürzlich durchgeführte Studie der Yale University mit mehr als 4000 Teilnehmern hat über einen Zeitraum von zwölf Jahren bestätigt, dass, wer viel liest, länger lebt. Allein das Lesen dieses Buches kann also Ihr Leben verlängern und Ihnen zu mehr Gesundheit verhelfen.

Doch warum schreibe ich ein solches Buch und warum sollten Sie Ihre kostbare Lebenszeit mit dem Lesen der folgenden Seiten in mich und meine Ausführungen investieren?

Mein kleiner Neffe würde jetzt sagen: WEIL!

Dieser Grund reicht Ihnen vermutlich nicht aus (auch wenn mein Neffe das völlig anders sehen würde ...).

Für mich ist es wichtig, dass Sie noch vor Beginn des ersten Kapitels dieses Buches wissen, wer ich bin und warum ich diese Art von Wissen vermitteln kann und darf. Schließlich geht es um die wichtigste Sache der Welt:

**IHRE GESUNDHEIT!**

Also stelle ich mich Ihnen gerne vor:

Mein Name ist Karlheinz Greim-Fürstenberg. Ich bin systemischer Sozialtherapeut, Neurotherapeut und Psychoonkologe. Mit meinem Wissen helfe und begleite ich Menschen in schwierigen Situationen. Die meisten von ihnen sind schwer krank. Mein beratender Schwerpunkt liegt in der Psychoonkologie.

Durch den Tod meiner Mutter und meines besten Freundes im selben Monat im Jahre 1999 bin ich zum Thema

Selbstheilung und letztendlich zu diesem Buch gekommen. Seit 2000 forsche und recherchiere ich zur Krankheit „Krebs".

Mein herzlicher Dank gilt deshalb direkt zu Beginn dieses Buches einigen Personen, ohne die es dieses Buch nicht gäbe: Ich beginne mit Prof. Dr. Volker Tschuschke, dem ich den größten Teil meines Wissens zu verdanken habe. Als dessen Schüler konnte ich von seiner fachlichen Kompetenz in der Psychoonkologie bestens profitieren. Das Curriculum zum Psychoonkologen umfasste das Fachwissen der psychosozialen bzw. psychoonkologischen Behandlung, Betreuung und Begleitung von an Krebs erkrankten Menschen und ihren Angehörigen. Ich wurde von dem Professor durch fachspezifische Methoden und Verfahren hervorragend ausgebildet und auf meine berufliche Tätigkeit bestens vorbereitet.

Ein ebenfalls wichtiger Abschnitt in meinem Berufsleben – und deshalb vielen Dank an Dr. Rüdiger Dahlke – war eine Expertenausbildung in allen Bereichen der ganzheitlichen Gesundheit in den Jahren 2021 und 2022.

Explizit und ausdrücklich möchte ich an dieser Stelle ebenfalls einen sehr geschätzten Kollegen erwähnen, von dem ich etwas lernen durfte, das nachweislich vielen Krebspatienten geholfen hat: Wolfgang Maly. Er ist Gründer und Pionier der europaweit bekannten „Maly-Meditation". Die Maly-Meditation ist eine anerkannte integrative Methode zur spirituellen Unterstützung medizinischer Behandlungen. Diese Lehrzeit bei Wolfgang Maly hat mich auch als Mensch tief berührt. Vielen Dank dafür.

Nicht zuletzt möchte ich mich bei allen Krebspatienten bedanken, von denen ich viel lernen konnte und die mich durch ihre positiven Rückmeldungen stets zu neuen Erkenntnissen gebracht haben.

Sie sehen also – an diesem Buch haben viele Menschen mitgewirkt. Aktiv und passiv. Und ich bin sehr dankbar, dass ich mittlerweile nicht nur kranke Menschen dabei unterstützen darf, wieder gesund zu werden, sondern ebenfalls Menschen, die erst gar nicht krank werden möchten. Diese Zielgruppe wird jedes Jahr größer. Von den Erkenntnissen in diesem Buch – und auch meiner Dienstleistung in der Beratung, im Coaching und auch meinen Seminaren – kann tatsächlich jeder profitieren, um gesund und fit zu bleiben.

Gerne stelle ich Ihnen mein Fachwissen in diesem Buch zur Verfügung, damit Sie (wieder) ein Leben voller Lebensqualität und Gesundheit genießen können. Für meine Arbeit wurde ich vom ERFOLG Magazin 2021 ausgezeichnet. Diese 5-Sterne-Auszeichnung und Listung unter den wichtigsten Experten in Deutschland, Österreich und der Schweiz ehrt mein Lebenswerk. Von Business AWARD Berlin bekam ich den Gold Award für meine Arbeit „Leben ohne Krankheit". Viele weitere Auszeichnungen folgten.

Doch Auszeichnungen sind Schall und Rauch, viel wichtiger, als irgendein Zertifikat an der Wand hängen zu haben, ist es, dass ich bereits zahlreichen Krebspatienten und noch viel mehr Seminarteilnehmern durch mein Wissen und meine Erfahrung dazu verhelfen konnte, dass sie ihrem Leben, ihrer Krankheit oder Gesundheit eine neue Richtung geben konnten. Sie wussten nach meiner Beratung und meinen Seminaren exakt, was zu tun ist. Deshalb wird es in diesem Buch auch immer wieder einen Bezug zur Krankheit Krebs geben, einfach aus dem Grund, dass ich als Psychoonkologe täglich Berührungspunkte zu Menschen habe, die Krebs und den festen Willen haben, wieder gesund zu werden. Doch dieses Buch ist nicht explizit für Krebspatienten geschrieben. Es ist für Sie, völlig gleich, ob Sie krank oder gesund sind, gesund werden oder gesund bleiben möchten.

Ich wünsche Ihnen, dass Sie nach dem Lesen meines Buches genau wissen, was Sie tun können, um die Kraft Ihrer Selbstheilung zu nutzen. Erfahren Sie in den folgenden Kapiteln, wie Sie Heilungsimpulse setzen und nutzen können, um die Ihnen innewohnenden Selbstheilungsautomatismen in Gang zu setzen, sowohl für sich selbst als auch, um damit andere zu inspirieren. Denn die größte Macht im Universum sind Sie selbst.

Also nutzen Sie, was in Ihnen steckt.

Viel Freude beim Studieren und Anwenden der Informationen und Impulse meines Buches.

Ihr

Karlheinz Greim-Fürstenberg

PS: Bevor es losgeht, habe ich noch einen Bonus für Sie als Leserin oder Leser dieses Buches:

Ich schenke Ihnen meine neue Audiodatei „FlowModus".

Ohne Wenn und Aber. Die Möglichkeit zur kostenfreien Bestellung und weitere Informationen über die faszinierende Wirkung von Musik auf Körper und Psyche sowie meine Arbeit erhalten Sie auf der Webseite: www.LebenohneKrankheit.de

**Ganz viel Spaß beim Anhören, Ausprobieren und Genießen!**

# Warum Sie dieses Buch lesen sollten

Das Gestern ist vorbei, das Morgen noch nicht da. Wir Menschen können nur das Hier und Jetzt tatsächlich bewusst wahrnehmen. Nichts ist realer und echter für uns als dieser eine bewusste Moment. Wenn Sie diese Zeilen gerade lesen, ist er schon wieder Vergangenheit. Der Moment, der noch vor wenigen Sekunden Ihr JETZT war, ist vorbei – und kommt nie wieder in Ihr Leben zurück.

Eine fokussierte, zielgerichtete und absolut konzentrierte Wahrnehmung einer Sache ermöglicht uns Menschen eine erhöhte Aufnahme aller Informationen mit bestmöglicher kognitiver Verarbeitung samt deren Vorteilen für Körper und Gehirn. Nach den größten Physikern aller Zeiten, wie Einstein, Heisenberg, Planck, Bohr und Pauli, verändern wir durch diese intensive Wahrnehmung das, was wir just in diesem Moment beobachten. Also auch uns selbst.

*Wenn Sie die Art und Weise ändern, wie Sie die Dinge betrachten, ändern sich die Dinge, die Sie betrachten.*

*Max Planck*

Schaffen wir es jetzt noch, das dazugehörige Gefühl zum DENKEN UND BEOBACHTEN zu erzeugen, verändern sich Körper und Geist zu unseren Gunsten. Bringen wir uns in einen Zustand, in dem unser Gehirn die absolute Aufnahmefähigkeit besitzt, setzen wir so einen biologisch-chemisch-elektrischen Impuls in Gang. Wenn wir beim konzentrierten Beobachten denken, was wir fühlen, und fühlen, was wir denken, unterstützen wir so unseren Körper bei unzähligen Prozessen, unter anderem auch der Selbstheilung.

Vielleicht klingt dieses Konzept für Sie in diesem Moment noch sehr abstrakt, insbesondere wenn Sie sich noch nie damit beschäftigt haben. Ich möchte Sie ermuntern, beim Lesen dieses Buches im JETZT zu sein. Lassen Sie sich vollkommen auf die Lektüre ein. Spüren Sie nach, wie meine Worte und die Impulse dieses Buches auf Sie wirken.

Lassen Sie sich darauf ein, etwas Neues zu erfahren und auszuprobieren. Damit beginnt Selbstheilung.

---

> *Die wirksamste Medizin ist die natürliche Heilkraft, die im Inneren eines jeden von uns liegt.*
>
> *Hippokrates, 400 v. Chr.*

---

# Gesundheitserhaltung und Gesundheitswiederherstellung

Sie tragen alles in sich, was Sie brauchen, um Ihre Selbstheilungskräfte zu aktivieren. Doch leider trägt unser stressiger Lebensstil nicht unbedingt dazu bei, dass Sie nur mit dem Finger schnipsen und schon „wird alles gut". Vermutlich sind Ihre Selbstheilungskräfte, so wie bei vielen anderen Menschen, durch unterschiedlichste Risikofaktoren blockiert. Zu diesen Risikofaktoren später mehr.

Aktivieren können Sie diese durch einfache systemische Maßnahmen, ich nenne diese gerne den epigenetischen Gesundheitscode.

Mit diesen Maßnahmen gehen Sie auf direktem Weg auf Ihre Gesundheit zu – ohne Umwege. Wie das genau funktioniert, erläutere ich Ihnen in den folgenden Kapiteln leicht verständlich. Schritt für Schritt erkläre ich Ihnen den

Weg in ein garantiert besseres Leben. Sie können das Erlernte einfach und sofort umsetzen.

Ich weiß nicht, wie es Ihnen geht, aber mir wird mit jedem Jahr, das ich älter werde, bewusster, dass meine Gesundheit letztendlich das Resultat aller Entscheidungen ist, die ich in meinem Leben für mich getroffen habe. Deshalb ist es aus meiner Sicht – und ich hoffe, Sie stimmen mir zu – die wahrscheinlich wichtigste Entscheidung unseres Lebens, den Verlauf unserer eigenen Gesundheit auf Basis wissenschaftlich fundierter Erkenntnisse selbst mitzubestimmen.

Erleben Sie also in diesem Buch eine nachvollziehbare und wissenschaftliche Einführung in Ihre eigene Gesundheit und vermeiden Sie ab sofort unnötige und leidvolle Krankheiten. Profitieren Sie jetzt von jahrelangen Forschungsarbeiten mit unglaublichen Ergebnissen für Ihr Leben.

Genau deshalb sollten Sie dieses Buch lesen und „dranbleiben". Oder wünschen Sie sich kein langes und gesundes Leben?

## Der Gesundheitscode für Körper und Gehirn

Das Geheimnis für ein langes und gesundes Leben besteht aus verschiedenen Elementen, die relativ einfach zu erbringen sind. Umsetzen kann sie aber nur der, der weiß, wie Gesundheit tatsächlich funktioniert. Jeder von uns wünscht sich, möglichst lange gesund und fit zu bleiben, um am Ende des Lebens ebenso anzukommen. Deshalb wollen heutzutage immer mehr Menschen die Verantwortung für die eigene Gesundheit selbst übernehmen und vorbeugend tätig werden. Mit einem persönlichen Gesundheitscode, dessen Elemente Sie in diesem Buch erhalten, und dem darauf basierenden Lebensstil liegt es ab sofort in Ihrer Hand, gesundheitsbewusst und lange zu leben bzw. für Ihre Gesundheitswiederherstellung zu sorgen.

Doch bevor ich Ihnen erläutere, wie Sie sich ab sofort optimal um Ihre Gesundheit kümmern können, bitte einmal Hand aufs Herz: Wie oft haben Sie sich schon vorgenommen, dass ab morgen alles anders wird? Wie häufig haben Sie sich bereits an Silvester geschworen, dass Sie sich im neuen Jahr gesünder ernähren, mehr Sport treiben, sich weniger von anderen stressen lassen und mehr Zeit mit der Familie verbringen? Und wie häufig waren diese guten Vorsätze (übrigens wie bei den meisten Menschen) bereits einen Monat später wieder gebrochen? Nicht umsonst lauten die Vorsätze bei den meisten Menschen am Ende des Jahres stets gleich ...

Unser Wunsch nach Veränderung bleibt häufig nur ein Wunsch.

Warum aber ist das so? Sozialpsychologen haben herausgefunden, dass wir uns bei Veränderungen zu viel in zu kurzer Zeit vornehmen. Viele Menschen wollen von heute auf morgen ihr komplettes Leben verändern und verlieren dabei die Motivation, die nötig ist, um durchzuhalten. Das liegt daran, dass wir oft schlecht oder falsch über die wirklichen Voraussetzungen für Veränderungen informiert sind und plötzlich Maßnahmen ergreifen müssen, die nur wenig Wirkung zeigen und äußerst mühsam und zeitaufwendig sind. Das gilt insbesondere für das Thema Gesundheit.

Wie „echte" Gesundheit wirklich funktioniert, erfahren Sie nur unsachlich über das Internet, weil es hierzu unglaublich viele Meinungen von Unwissenden gibt – die trotzdem ihre Meinung und Tipps weltweit über das allzeit zugängliche Internet verbreiten.

Trotzdem müssen Sie nicht den Kopf in den Sand stecken und all Ihre Pläne begraben, denn es gibt eine Lösung für das Wissensdilemma. Studien namhafter Universitäten zeigen sehr genau, welche natürlichen und einfach anwendbaren Lösungen, Methoden und Wege sicheren Erfolg im Kampf gegen schwere Krankheiten und auch zur Gesunderhaltung bieten. Diese Informationen und ihre Wirkung auf unsere Gesundheit waren bisher in dieser Weise und in diesem Umfang nur wenigen Menschen zugänglich. Mit diesem Buch mache ich Ihnen einen Teil dieser Informationen in leicht verdaulicher Weise – ohne Fachchinesisch – zugänglich. Damit Sie diesmal durchhalten.

Lassen Sie uns also jetzt direkt in „medias res" (Einstieg in die Handlung) hineinspringen, denn schließlich geht es in diesem Buch um Selbstheilung, und damit können Sie aus meiner Sicht gar nicht früh genug beginnen.

Ihre Reise zu Ihrer Gesundheit und auf Wunsch Ihrer Selbstheilung beginnt jetzt.

## Nutzen Sie Ihre Selbstheilungskraft

Selbstheilungskraft ist die Fähigkeit unseres Körpers, Krankheiten selbst zu heilen. Gefühle, Gedanken und das Beobachten des Momentes und der Umstände spielen dabei eine wichtige Rolle. Die Psychoneuroimmunologie und die Epigenetik beweisen diese Tatsache seit Jahrzehnten eindeutig.

Niemand möchte dauerhaft krank sein. Ich kenne zumindest keinen Patienten, der sagt: „Ach, lassen Sie mal, ich fühle mich sehr wohl mit meiner Krankheit!" Nein, wer Krebs, einen Herz- oder Schlaganfall hat, Diabetes oder auch nur Bluthochdruck, will auf jeden Fall wieder gesund werden und denkt immer zuerst an eine körperliche Heilung eines bestimmten Organs oder dessen Funktion – und das ist ein optimaler Start, um die Selbstheilungskräfte zu wecken. Wer allerdings dazu noch versteht, dass zum Körper stets und immer der Geist gehört, hat deutlich bessere Chancen, wieder gesund zu werden. Denn die wirksamste Medizin ist die natürliche Heilkraft, die im Inneren eines jeden von uns liegt.

Um Ihre Selbstheilung zu aktivieren, reduzieren Sie Angst-, Stress- und Risikofaktoren auf NULL. Dadurch wird in Ihrem Körper das schädliche Cortisol (ein Stresshormon) reduziert und so werden T-Helferzellen (sie sind verantwortlich dafür, dass Informationen zwischen unterschiedlichen Abwehrzellen übertragen werden) und natürliche Killerzellen (NK-Zellen) aufgebaut, die der Immunabwehr helfen, uns vor Krankheiten zu schützen oder in die Genesung zu kommen.

Stress ist DER Hauptgrund für Krankheiten. Das war schon vor Hunderten von Jahren so und wird auch immer so bleiben. Leider hat man vergessen, uns das in der Schule mitzuteilen, und auch die meisten Erwachsenen wissen nicht viel über die Funktionsweisen der Abläufe in ihren Körpern und insbesondere das, was Stress in ihnen anrichtet. Doch genau dafür lesen Sie nun dieses Buch. Und wenn Sie nur einen Aspekt mitnehmen, dann ist es dieser: Reduzieren Sie Stress!

Für uns Menschen bedeutet diese einfach verständliche Vorgehensweise, die ich auch gerne den Selbstheilungscode nenne: Ein optimaler Weg ist das Hintereinanderreihen von lebensbejahenden Momenten, in denen wir unseren Fokus auf kognitive Bewusstseinsimpulse, also schlicht gesundheitsfördernde Gedanken, richten, die Selbstheilung auslösen können. Ich habe diesen Vorgang bei Krebspatienten und Seminarteilnehmern Hunderte Mal erleben dürfen und brauche deshalb dafür keine wissenschaftlichen Beweise mehr.

Die Informationen in diesem Buch werden Sie dabei unterstützen, Ihre Selbstheilungskräfte zu aktivieren. Ich gebe Ihnen nachfolgend zahlreiche Impulse und ein Konzept an die Hand, nach dem Sie wirklich handeln können, selbst dann, wenn Sie noch gar nicht krank sind. Denn das ist mein Ziel mit diesem Buch: Sie vor Krankheit zu schützen und Ihnen aufzuzeigen, dass Sie gar nicht erst krank werden müssen. Denn Selbstheilung beginnt bereits vor der Krankheit. Heute. Jetzt und hier, dann, wenn Sie noch alle Fäden in der Hand halten.

Ich empfehle Ihnen, wie bereits erwähnt, dieses Buch mindestens zweimal zu lesen. Manche Passagen, insbesondere rund um die Macht der Gedanken, kommen Ihnen vielleicht schon bekannt vor, da diese in zahlreichen Versionen auf dem Markt vorhanden sind. Doch auch diese Passagen sollten Sie aufmerksam lesen, denn es handelt sich um lebensnotwendige Schlüsselsätze und Vorgehensweisen.

Ein Satz allein bewirkt noch nichts. Doch befassen Sie sich intensiv mit einem solchen Satz und dem, was dahinter liegt, kommen Sie schnell darauf, dass Sie mit Ihren Gedanken und den daraus resultierenden Gefühlen Ihr ganzes Leben verändern können. Mehr dazu im entsprechenden Kapitel. Doch nun noch einmal zurück zum Thema Selbstheilungskräfte. Was genau ist das und wieso nutzen wir die uns innewohnenden Kräfte noch nicht in dem Maße, wie sie uns zur Verfügung stehen? Und warum liegt mir das Thema so am Herzen?

Das Thema Gesundheit hat mich schon immer interessiert. Meine Oma wurde 107 Jahre alt und ich fand es schon in meinen jungen Jahren spannend, herauszufinden, warum manche Menschen scheinbar mühelos gesund alterten, während andere bereits in der Mitte ihres Lebens unter zahlreichen Krankheiten litten.

Wir Menschen leben heute in dem goldenen Zeitalter, nach dem wir uns Tausende von Jahren gesehnt haben. Seitdem wir aber in Hülle und Fülle leben, halten wir das für absolut selbstverständlich. Wir behandeln uns und andere, als wäre unser Leben unendlich. Aber leider ist das Gegenteil der Fall. Jedes Jahr sterben allein in Deutschland über eine Million Menschen an unterschiedlichsten Krankheiten, hauptsächlich an Krebs, Herz- und Kreislauferkrankungen sowie an den Folgen von Stress- und anderen Risikofaktoren. Viele haben eine lange Leidensgeschichte hinter sich, bevor sie sterben.

Das Schlimme an diesen Leidensgeschichten ist, dass wir Menschen erst dann bereit sind, etwas an uns zu verändern, wenn wir den höchsten Punkt des Leidens erreicht haben. Erst dann ist ein Teil (tatsächlich noch nicht einmal alle, die es betrifft) von uns bereit, sich mit dem Thema Gesundheitserhaltung bzw. Gesundheitswiederherstellung auseinanderzusetzen. Für viele Betroffene aber kann es dann bereits zu spät sein. Allein die Recherche, welche Lösungen, Wege und Heilmethoden für die eigene Krankheit Erfolg versprechend sind, kann nerven- und zeitaufreibend sein. Beides steht im Falle einer Krankheit eventuell nicht mehr zur Verfügung.

Die Schulmedizin ist bisher bedauerlicherweise nicht in der Lage, uns vor schweren Krankheiten zu schützen. Bevor ich kritisch und offen weiter in dieses Thema eintauche, möchte ich etwas klarstellen: Ich hoffe, dass mit diesem Buch nicht der Eindruck bei Ihnen entsteht, dass ich die Schulmedizin nicht befürworte oder sogar für unfähig erkläre. Das Gegenteil ist der Fall. Wir haben in Deutschland zwar ein kostenintensives Gesundheitssystem, dafür kann jeder Bürger einen Arzt aufsuchen, wenn er es möchte. Und wenn er das mehrfach in der Woche tun will, kann er das auch. Das ist nicht in jedem Land so. Des Weiteren haben wir im deutschsprachigen Raum wahrscheinlich weltweit die besten Mediziner für Notfälle, Operationen und Chirurgie.

Die Erfolgsquote unserer Schulmedizin bei Krebs etwa ist allerdings bedauerlicherweise vernachlässigbar bis sehr gering. Dies gilt auch für einige andere Krankheiten.

Die Tatsache, dass unsere Mediziner selbst nicht gerne zum Arzt gehen und sogar früher sterben als Nichtmediziner, lässt das Ganze nicht wirklich besser aussehen. Ich möchte hier noch einmal zum Ausdruck bringen, dass die Schulmedizin ein unverzichtbarer Weg bei Krankheiten ist. Allerdings hat die Schulmedizin die Heilung nicht erfunden: Heilen kann sich nur der Mensch selbst. Ärzte, Heilpraktiker, Krankenschwestern und andere im medizinischen Bereich Tätige können lediglich den Patienten beim Heilvorgang unterstützen.

Das glauben Sie nicht? Nun, ich habe es schon oft erlebt und deshalb erlaube ich mir diese Aussage.

Stellen Sie sich vor, dass zwei Menschen die gleiche Krankheit haben. Sie sind gleich alt und alle anderen Merkmale, wie etwa Ernährungsgewohnheiten und Lebensart und -raum, sind ebenfalls gleich. Der eine meistert seine Krankheit und lebt noch viele schöne Jahre mit den Menschen, die er liebt, der andere stirbt nach kurzem, schwerem Leiden an der gleichen Krankheit. Genau das findet in diesem Moment Tausende Mal statt. Aber warum gibt es bei uns Menschen so gravierende Unterschiede, selbst dann, wenn die Voraussetzungen scheinbar gleich sind? Die Antwort ist einfach: Der, der seine Krankheit überlebt hat, hatte Folgendes verstanden: Mit dem nötigen Wissen kann Selbstheilung tatsächlich funktionieren.

Unsere Gedanken, Vorstellungen, unser Umfeld, Gefühle und Empfindungen, aber auch die Art und Weise, wie wir leben und lieben, essen und arbeiten, lösen körperliche Veränderungen in uns aus. Wie bereits erwähnt: Stress ist der ultimative Krankheitsverursacher und zugleich der Grund, warum eine Krankheit nicht mehr heilt.

Um das weitere Buch zu verstehen, muss Ihnen unbedingt bewusst werden, dass jeder einzelne Impuls von innen oder außen, jeder Denk- und Gefühlsvorgang, gleich ob positiv oder negativ, sich in unseren ca. 70 Billionen Körperzellen auswirkt und bioelektrisch-chemische Stoffe in unserem

Organismus freisetzt! Damit sorgen diese Impulse für epigenetische Veränderungen in unseren Zellen. Wir Menschen werden zu dem, woran wir denken, was wir fühlen und deshalb auch, woran wir glauben.

Und deshalb: Gesundheitserhaltung beziehungsweise Gesundheitswiederherstellung ist relativ einfach, wenn man bedenkt, dass die Lösung immer im Einfachen und nicht im Komplizierten steckt.

> *Das Leben eines Menschen ist das, was seine Gedanken daraus machen.*
>
> *Marc Aurel, römischer Kaiser (121–180)*

## Denken Sie sich gesund!

Wissenschaftler haben herausgefunden, dass 5 % der Menschheit ganz anders denken und handeln, wenn sie krank sind, als die restlichen 95 %. Diese 5 % werden wieder gesund oder gar nicht krank. Warum das so ist, ist relativ einfach: Diese Menschen hatten bewusst oder unbewusst im Laufe ihres Lebens Zugang zu Informationen, wie man gesund bleibt oder wieder wird.

Alles im Universum folgt einer bestimmten Gesetzmäßigkeit und in vielen Bereichen wissen wir das und stellen diese Gesetzmäßigkeiten auch nicht infrage. Der Apfel fällt immer nach unten: Die Schwerkraft ist zuverlässig und unverrückbar. Aber ausgerechnet wenn wir krank werden, glauben wir, über unsere Krankheit nichts lernen zu müssen. Stattdessen lassen wir eine fremde Person in einem weißen Kittel über unsere Zukunft entscheiden, ohne dass wir etwas dazutun. Das kann nicht richtig sein.

Nein, es ist wahrscheinlich der schlimmste Fehler, den ein Mensch in seinem Leben machen kann. Von Kind auf hat man uns beigebracht, wichtige Entscheidungen sorgfältig, wohlüberlegt und mit anderen Möglichkeiten abgeglichen zu treffen. Ausgerechnet bei der wichtigsten Sache der Welt – unserem Leben – geben wir die hundertprozentige Kontrolle aber an fremde Menschen ab.

Ich glaube, da ist etwas schiefgelaufen. Hätte man uns bereits in der Schule auf Gesundheit trainiert und hätte man uns beigebracht, dass wir selbst mit Wissen über

- Vermeidung von Risikofaktoren
- Ernährung und Umweltgifte
- Ruhe und Entschleunigung

zur körperlichen und geistigen Genesung beitragen können, würden wir das mit sehr hoher Wahrscheinlichkeit im Falle einer Krankheit bzw. präventiv auch tun und mit noch größerer Wahrscheinlichkeit wieder gesund oder erst gar nicht krank werden.

Wir empfinden Materielles wie den Porsche, die Rolex und eine steile Karriere als Lebensziel, aber wie wir gesundheitlich fit im Rentenalter ankommen, interessiert uns nicht wirklich.

Warum erreichen einige unter uns ihre Ziele und die anderen nicht? Warum werden nur wenige reich, andere bleiben arm? Warum werden nur wenige Menschen wieder gesund, wenn sie krank sind, während andere sterben?

Der Mensch lernt:

- mit 6 Jahren lesen
- mit 18 Jahren Autofahren
- mit 20, wie man Autos, Häuser, Versicherungen oder andere Dienstleistungen verkauft
- mit 25 Jahren, eine Familie zu gründen
- mit 35 Jahren, wie man sein eigenes Haus baut ...,

... aber niemals, wie man bis ins hohe Alter gesund bleibt. Sehr gerne hätte ich in der Schule, vielleicht eine Stunde in der Woche, gelernt, wie mir ein gesundes Leben gelingen kann. Dass es nicht so war, finde ich so traurig wie seltsam. Sie auch?

Doch das hat ab sofort ein Ende. Denn Sie haben mein Buch und damit das erforderliche Wissen, um sich um Ihre Gesundheit zu kümmern.

Wenn Sie dieses Buch verstanden haben, wird Ihr Leben von diesem Augenblick an nicht mehr dasselbe sein. Sie werden plötzlich feststellen, dass sich Dinge wie von allein für Sie entscheiden, dass Ihr Gesundheitszustand sich Stück für Stück verbessern wird und Ihnen mit der Zeit ein höheres Bewusstsein für Ihre Ziele zur Verfügung steht.

Wenn Sie ein Spiel spielen, müssen Sie sich mit den Spielregeln vertraut machen. Ob das Schach, Eishockey, Polo oder Ihre Gesundheit ist, ist unerheblich. Wer die Spielregeln, z. B. beim Fußball, nicht kennt und nach der Halbzeit weiter aufs gleiche Tor schießt, hat schon verloren. Gerade bei unserem wichtigsten Spiel glauben wir allerdings bislang, keine Regeln lernen bzw. einhalten zu müssen.

Ich meine damit das Spiel des Lebens. Das Spiel, bis ins hohe Alter gesund und fit zu bleiben. Doch da Ihnen nun dieses Buch vorliegt, sind Sie ins Spiel eingestiegen und gerne werde ich Ihnen erläutern, welche Regeln ich dafür gefunden habe. Sind Sie bereit?

*Alles verwirklicht sich, wenn der Mensch es nur zu warten versteht und daran glaubt.*

*Benjamin Disraeli, britischer Premierminister (1804–1881)*

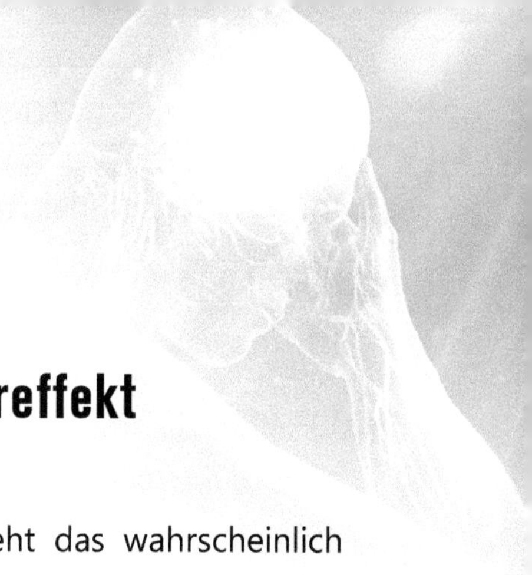

# Der Beobachtereffekt

Am Anfang dieses Buches steht das wahrscheinlich wichtigste Zitat, das je ein deutscher Physiker von sich gegeben hat. Max Planck sagte auf der 5. Solvay-Konferenz 1927:

***Wenn Sie die Art und Weise ändern, wie Sie die Dinge betrachten, ändern sich die Dinge, die Sie betrachten.***

Die Solvay-Konferenz war eine internationale Fachkonferenz für Physik in Belgien und die Aussage von Max Planck[1] ging weltweit in die Geschichte als sogenannter Beobachtereffekt ein. Erneut werde ich Sie an dieser Stelle mit komplizierten Begriffen und Formulierungen verschonen, denn ich möchte, dass Sie in die Umsetzung kommen, ohne vorher wochenlang Wikipedia konsultieren zu müssen.

---

1 Max Planck war ein deutscher Physiker und einer der einflussreichsten Wissenschaftler des 20. Jahrhunderts. Er ist am besten bekannt für seine Entdeckung, dass Energie in Quanten freigesetzt wird, ein Prozess, der heute als Quantentheorie bekannt ist. Im Jahr 1919 erhielt er einen Nobelpreis für Physik.

Im Grunde ist der Beobachtereffekt relativ einfach zu erklären. Doch bevor ich in die Erläuterung einsteige, möchte ich unterstreichen, dass die folgenden Zeilen vermutlich die bedeutendsten sind, die ich in meinem ganzen Leben bislang geschrieben habe.

Vorab sollten Sie wissen, dass ein Experiment des berühmten Weizmann-Instituts[2] dieses wohlbehütete Geheimnis der Quantentheorie bzw. Quantenphysik bestätigt, über das ich nachfolgend schreiben werde. Ich habe mir diese Zeilen also nicht ausgedacht, fasse aber die Essenz hier gerne für Sie zusammen.

In einer Studie bestätigten die Wissenschaftler des Instituts eine knapp 100 Jahre alte Erkenntnis der größten Physiker aller Zeiten. Sie fanden heraus, dass der bloße Vorgang der Beobachtung einer Sache bzw. Situation die Ergebnisse dessen, was sich dabei zeigt, beeinflusst. Anders ausgedrückt, das Experiment wies nach, dass der Einfluss

2 Das Weizmann-Institut ist eines der bedeutendsten Wissenschaftsinstitute für wissenschaftliche Forschung und Hochschulstudien. Die 2400 Wissenschaftler, Studenten und anderen Mitarbeiter des Instituts betreiben über 850 Forschungsprojekte, die das gesamte Spektrum der heutigen Wissenschaft abdecken.

des Beobachters auf das, was tatsächlich geschieht, mit der Intensität der Beobachtung wächst.

Wahrscheinlich ahnen Sie jetzt schon, was ich Ihnen vermitteln möchte. Wenn also durch die Beobachtung einer Situation oder Sache der Beobachter diese beeinflussen kann, dann ist es auch möglich, dass ein Mensch, der sich selbst nach bestimmten Regeln beobachtet, seine eigene Selbstheilung beeinflussen kann!

Wissenschaftler sind sich weltweit darüber einig, dass genau dies möglich ist. Lesen Sie das bitte noch einmal und verstehen Sie es, denn es ist die Essenz der Selbstheilung. Doch wie funktioniert nun diese Beobachtung faktisch?

Wenn Sie Ihren Gesundheitszustand verbessern möchten und Heilung erreichen wollen, hören Sie achtsam, aufmerksam und voller Konzentration auf das, was Ihnen Ihr Körper sagen will. Fühlen Sie tief in sich hinein und nutzen Sie Ihre Intuition. Die Intensität der nach innen gerichteten Selbstbeobachtung beschreibt den Vorgang der antrainierten und entwickelnden Fähigkeit im Menschen, den eigenen Geist mit höchster Willenskraft zu fokussieren, um so die intensive und gebündelte Aufmerksamkeit auf etwas ganz Bestimmtes zu lenken, z. B. auf Ihre Gesundheit. Diesen Vorgang nennt man „**Introspektion**" – eine nach innen gerichtete Selbstbeobachtung.

Eine komprimierte Aufmerksamkeit, die intensiv mit Gefühlen untermauert ist, kann der Schlüssel zu einer unglaublichen Vorstellungskraft sein.

Albert Einstein sagte: „Die eigene Vorstellungskraft ist wichtiger als Wissen." Wie hat Herr Einstein das wohl gemeint?

Der Schlüssel zur Selbstheilung steckt von innen. Sie erhalten im Laufe dieses Buches noch weitere Tipps, wie Sie diese Innenschau konkret umsetzen können. Für den Moment genügt es, dass Sie verstehen, dass Sie alles in sich tragen, was Sie für Ihre Selbstheilung benötigen.

Warum man uns Menschen allerdings nur wenig über diese Tatsache erzählt und warum dieses wohl bestgehütete Geheimnis aus dem Jahre 1927 zudem bei der Solvay-Konferenz für viel Verwirrung sorgte, wird bis heute verschleiert.

Von den 29 Teilnehmern der Konferenz besaßen oder bekamen 17 den Nobelpreis. Die Teilnahme einer solch hohen Anzahl von Nobelpreisträgern an einer Konferenz hatte es bis dahin nicht gegeben und blieb auch bis heute unerreicht. Fest steht nur, dass zwei der dort anwesenden Physiker eine wissenschaftliche Revolution bekannt geben wollten, was jedoch anscheinend nicht passiert ist. Was auch immer diese wichtigen Informationen für die Menschheit waren, sie wurden nie bekannt – oder wurden sie gar bewusst zurückgehalten? Von der Konferenz selbst gibt es keine Aufzeichnungen. Lediglich am Ende, als alle Teilnehmer das Konferenzhaus verlassen hatten, gab es laut Augenzeugenberichten etwas Merkwürdiges zu beobachten: Keiner der Physiker war bereit, in eine Kamera zu lächeln. Das Lächeln sei ihnen wohl vergangen, behaupteten einige Insider. Hatte man den Teilnehmern verboten, über diese wissenschaftliche Revolution zu berichten? Sollte der Beobachtereffekt nicht bekannt werden?

Lediglich Albert Einstein äußerte sich mit nur einem Satz zur Konferenz:

***Gott würfelt nicht.***

Haben wir also viel mehr Einfluss auf unser „Schicksal", als wir denken? Aus meiner Sicht definitiv: ja.

# Medizin im Wandel

Häufig wird uns eingeredet, dass Krankheiten „Schicksal" sind. Wir werden nun einmal alt und gebrechlich, so zumindest ist es gesellschaftlich „normal". Unser derzeitiges Gesundheitssystem ist darauf vorbereitet: Medikamente, Operationen und Einschränkungen scheinen ab einem gewissen Alter völlig unumgänglich zu sein. Doch ist das die Wahrheit? Oder haben wir deutlich mehr Möglichkeiten, gesund alt zu werden und Krankheiten zu begegnen, als uns eingeredet wird?

Um zu verstehen, warum unser Gesundheitssystem so ist, wie es ist, und weshalb das Thema Selbstheilung in der Schulmedizin derzeit nur wenig Beachtung findet, hier ein Exkurs über unser derzeitiges System zum besseren Verständnis.

Pharmaindustrie und Schulmedizin sind seit über 100 Jahren fest in unserem Gesundheitssystem verankert. So weit, so gut, doch was viele nicht wissen, nicht einmal Ärzte, ist, dass unsere Schulmedizin, so, wie wir sie heute kennen, im Jahr 1910 mit Polizeigewalt durchgesetzt wurde. Dafür verantwortlich waren damals zwei der vermögendsten Amerikaner: die Milliardäre Andrew Carnegie und John D. Rockefeller. Vorher war die Verteilung völlig anders: Das Gesundheitssystem setzte sich zu 15 % aus Schulmedizin und 85 % Naturheilmedizin zusammen. Hätten Sie das gedacht? Doch Rockefeller, sein Unternehmen und seine Tochtergesellschaften haben seinerzeit auf Lizenzierungsgesetze für Ärzte gepocht, wodurch die Naturheilkunde illegal wurde.

Rockefeller tat alles dafür, der Naturmedizin den Hahn abzudrehen, und stellte jemanden ein, der sich darum kümmern sollte, dass sein Plan umgesetzt wird: Abraham Flexner, einen Pädagogen, der sich in den USA durch seine kritische Auseinandersetzung mit den damaligen Bildungseinrichtungen einen Namen machte. Er wurde seitens der Rockefeller-Stiftung damit beauftragt, einen Report über die medizinische Ausbildung in den USA und Kanada zu erstellen. Sein Flexner-Report erregte großes Aufsehen und hatte eine umfangreiche Reform der medizinischen Ausbildungen zur Folge. Damit erreichte Flexner, dass sich innerhalb von nur zwei Jahren in Amerika und Kanada das Verhältnis von der Naturheil- zur Schulmedizin quasi drehte. Es gab nach den Reformen nur noch rund 15 % Naturheilmedizin und 85 % Schulmedizin, denn die Reformen waren drastisch. Flexner hatte die Macht, Universitäten zu schließen und Ärzten, die sich nicht am neuen System beteiligen wollten, die Konzession wegzunehmen. Zwei Jahre später schwappte das neue System nach Europa über und besteht bis heute fort.

Der Sinn hinter der Reform war, die Naturheilkunde zu unterdrücken, damit Pharmaunternehmen den größtmöglichen Gewinn machen konnten. Inzwischen hatten verschiedene Chemieunternehmen nämlich herausgefunden, dass man aus Chemikalien Medikamente herstellen kann. Die Strippenzieher damals waren Carnegie und Rockefeller, deren Familien heute noch mitverdienen, denn in 80 % aller pharmazeutischen Produkte ist Erdöl[3] enthalten.

Doch damit nicht genug: Bereits der Vater von Rockefeller hatte im 19. Jahrhundert mit neuartiger Medizin experimentiert. Er stellte einen Mix aus Quecksilber und Arsenicum her und verkaufte diese Mischung unter anderem an Krebspatienten. Den Patienten wurde weisgemacht, dass sich ihre Erkrankung durch die Einnahme dieser „Medizin" bessern sollte, ja, es wurde ihnen sogar versichert, dass sie wieder gesund werden können. Doch sie sind alle gestorben – eigentlich völlig logisch, denn wer kann schon folgenlos Quecksilber trinken? Man ging damals davon aus, dass Gift in einer bestimmten Dosis verträglich sei, denn das ist letztlich auch das Prinzip der Homöopathie. Doch die Quecksilber-Medizin erzielte nicht das gewünschte Ergebnis, anscheinend war die Dosierung falsch gewählt. Das ist nur eines der Beispiele aus den antiken Büchern, zu denen ich im weiteren Verlauf dieses Buches noch komme.

---

3 Rockefeller war Mitbegründer einer Erdölraffinerie, aus der 1870 die Standard Oil Company hervorging, die bis zu ihrer Zerschlagung das größte Erdölraffinerie-Unternehmen der Welt war. (Quelle: Wikipedia)

Dabei sind Ärzte nichts Neues, sie gibt es schon seit mehr als 2000 Jahren und viele von ihnen machen einen guten Job und retten Leben. Doch schon um die Jahrhundertwende, rund um 1800, stellten einige Mediziner fest, dass von 100 Menschen, die krank sind, 50 überhaupt nicht zum Arzt müssen, weil sie von selbst wieder genesen würden – völlig ohne Behandlung. Da allerdings das gesamte System schon damals auf Gewinn ausgelegt war, mussten die Ärzte eine Lösung für dieses Dilemma finden. Wenn zu wenige Kranke da sind, dann war es nur logisch, auch die Gesunden zu behandeln – beziehungsweise die Menschen, die vielleicht (noch) nicht ernsthaft krank waren. Und dieses System besteht bis heute fort. Wenn Sie – aus Ihrer Sicht kerngesund – zum Arzt gehen, seien Sie sich sicher: Er wird etwas finden, das nicht in Ordnung ist. Genauso läuft es schon seit Jahrhunderten.

Dieses System ist kein schlechtes, zumindest nicht für die Pharmaindustrie, die bis heute mit kranken und nicht gar so kranken Menschen Riesenumsätze in Billionenhöhe macht. Dazu kommt unser deutsches Gesundheitssystem, das pro Tag mehr als eine Milliarde Euro (!) kostet – ein hoher Preis dafür, dass Menschen seit 100 Jahren immer kränker werden.

## Kränker, kränker und kränker

Ja, Sie haben richtig gelesen: Seit 100 Jahren werden wir Menschen krank und kränker. Es gab in der gesamten Historie der Menschheit und Medizin, die ich mir angesehen habe, noch nie ein Jahr, in dem sich eine Tendenz zur Besserung abgezeichnet hätte. Doch kümmert es irgendjemanden? Nein, denn die Pharmaindustrie und Schulmedizin brauchen immer mehr Kranke, darauf baut das derzeitige System schließlich auf. Es MUSS also von Jahr zu Jahr immer mehr Kranke geben, sonst bricht das gesamte System zusammen. Gesundheit bringt kein Geld ein – traurig, aber wahr.

Allein das Geschäft mit Krebsmedizin ist ein Milliardengeschäft. Wir haben allein in Deutschland derzeit über eine halbe Million Krebsneuerkrankungen pro Jahr. Ca. die Hälfte dieser Menschen sterben daran. Tatsächlich sind wir schon so weit, dass jede Minute ein Mensch diese todbringende Diagnose bekommt ... und noch mal: nur in Deutschland!

Dabei verspricht die Schulmedizin uns seit über 50 Jahren eine baldige Heilung bei Krebserkrankungen. Ständig werden neue, Erfolg versprechende Therapien und Medikationen vorgestellt, während gleichzeitig immer mehr Menschen an Krebs erkranken und sterben. Von einem großen Arzneimittelhersteller gibt es unter anderem Krebsmedikamente, die kaum Wirkung zeigen, doch sie werden seit zehn Jahren verkauft.

Auch die Erfolgsquote der Chemotherapie wird durchweg geschönt dargestellt. Ich bin von der Deutschen Krebsgesellschaft als Psychoonkologe zertifiziert und wenn Sie auf deren Homepage gehen, dann lesen Sie dort nur das Beste über die Behandlungsmethoden – alles hört sich gut und stimmig an.

Doch hier kommen die nackten Zahlen: Bezug nehmend auf Überlebensdauer und Heilung ist durch die Chemotherapie lediglich eine Erfolgsquote von rund 3 % zu vermerken. Diese Aussage ist nicht belegt, aber weltweit von vielen Krebsspezialisten postuliert. Leider ist eine pauschale Aussage, in wie viel Prozent aller Fälle eine Chemotherapie hilft, nicht möglich. Eine Chemotherapie ist meist eine von mehreren Behandlungsmöglichkeiten bei Krebs. Aus diesem Grund ist keine zuverlässige Angabe möglich ... Na dann!

Unter Heilung ist in diesem Kontext zu verstehen, dass der Patient nicht nur für kurze Zeit krebsfrei ist, sondern auch bleibt. Durch die sogenannte Fünf-Jahres-Überlebenschance, eine Zahl, die statistisch herangezogen wird, wird es allerdings so dargestellt, als ob durch die Krebsbehandlung große Erfolge erzielt werden. Realistisch betrachtet, kann allerdings die Aussage „lebt fünf Jahre nach der Diagnose immer noch" ziemlich viel bedeuten, unter anderem eben auch, dass der Patient während der ganzen fünf Jahre an Krebs erkrankt sein kann.

Nach wie vor wird eine Krebserkrankung primär symptomatisch behandelt, also mittels Chemotherapie, Bestrahlung und/oder Operation. Die meisten Krebspatienten bekommen in der Regel alle drei Optionen verpasst. Ohne Zweifel ergibt eine Operation bei verschiedenen Krebsarten Sinn, wenn der Tumor operabel ist und noch nicht gestreut (metastasiert) hat. Die eigentlichen Auslöser für die Erkrankung bleiben jedoch unberücksichtigt. Ebenso wird kaum über natürliche Methoden zur Vorbeugung der Krebserkrankung gesprochen. Warum auch – damit lässt sich kaum oder weniger Geld verdienen.

Vielleicht schlucken Sie beim Lesen dieser Worte schon. Mir ist bewusst, dass ich mich mit manchen Aussagen weit aus dem Fenster lehne. Doch ich mache das mit guter Bodenhaftung, denn seit Jahrzehnten beschäftige ich mich intensiv mit schulmedizinischen und noch mehr mit alternativen Methoden, nicht nur bei Krebs. Trotzdem fühle ich mich häufig auf verlorenem Posten.

In meiner Zeit am Zentrum für Tumorerkrankungen (NCT) in Heidelberg konnte ich Krebspatienten beobachten, die mit ihrer ambulanten mobilen Chemoinfusion an der Stange während des einstündigen Aufenthalts im Krankenhaus schnell vor die Eingangstür huschten und eine, manchmal auch zwei Zigaretten geraucht haben. Mit meiner mahnenden Aussage: „Das war ja wohl jetzt eine Nullrunde", erntete ich nur böse Blicke der Patienten.

Damals habe ich sehr viel gelernt, nämlich, dass wir Menschen kaum bis gar nicht dazu bereit sind, etwas an uns zu verändern. Erst wenn wir tatsächlich am höchsten Punkt des Leidens angekommen sind, gibt es den ein oder anderen, der sein Leben zugunsten seiner Krankheit verändert. Auch diese Menschen habe ich kennenlernen dürfen. Viele dieser Patienten bekamen sogar gesagt, dass sie nicht mehr lange zu leben haben. Und was soll ich Ihnen sagen? Viele von ihnen leben heute noch. Und noch etwas habe ich dort gelernt: Um wirklich leben zu können, müssen einige von uns erst ein Stück sterben.

## Woher kommt die Krankheit?

Unser Gesundheitssystem fängt immer am Ende der Zeitlinie an – also im jetzigen Moment, mit der derzeitigen Situation und allen Symptomen. Warum Krankheiten überhaupt entstehen, wollen oft weder der behandelnde Arzt noch die Betroffenen wissen. Krankheit ist kein Zufall und hat immer einen Grund. Es ist stets wichtig nachzuforschen, was der Grund ist oder sein könnte. Einige Gründe nenne ich Ihnen in diesem Buch und ich hoffe sehr, Sie können vieles von dem in Ihrem Leben umsetzen.

Dabei sind die Gründe für die Betroffenen nicht immer offensichtlich, so wie im folgenden Fall:

Vor einiger Zeit betreute ich eine Frau mit einer Krebserkrankung. Wir lernten uns kennen und ich erfuhr, dass ihre Tochter mit 28 Jahren ausgezogen war. Ein Jahr später bekam die Frau Krebs. Natürlich brachte sie ihre Erkrankung nicht mit dem Auszug ihrer Tochter in Verbindung, doch nach weiteren Gesprächen mit ihr lag für mich dieser Grund für die Erkrankung klar auf der Hand.

Die Dame war enorm auf ihre Tochter fixiert und sprach ständig davon, wie sehr es ihr wehtat, dass die Tochter in eine andere Stadt gezogen war. Der Auszug und damit der vermeintliche „Verlust" der Tochter bedeutete für die Frau puren psychischen Stress. Und – hier schon einmal eine sehr wichtige Information für Sie – Stress ist einer der Hauptauslöser für viele Krankheiten, nicht nur für Krebs.

Krebs lauert, er wartet manchmal 30 Jahre auf „seinen" Moment. Und dann bekommt er plötzlich einen Grund dafür, aktiv zu werden. Das heißt nichts anderes, als dass Krebszellen damit beginnen, sich unkontrolliert zu vermehren, und die T-Helferzellen mit ihrer Arbeit nicht mehr nachkommen. Die Krebszellen gewinnen die Oberhand. Gründe dafür gibt es reichlich, einer davon ist Stress, sowohl auf emotionaler als auch körperlicher Ebene.

Unsere Immunabwehr ist Tag für Tag damit beschäftigt, Eindringlinge, also Krankheitserreger, zu erkennen und zu vernichten. Da Krebszellen körpereigene Zellen sind, stellt die Erkennung dieser Zellen eine besondere Herausforderung dar, die unser Immunsystem in der Regel gut meistert.

Erschwerend hinzu kommt allerdings, dass Tumorzellen sich tarnen können und das Immunsystem direkt manipulieren oder schwächen. Ist unser Immunsystem bereits durch Stress und psychische Belastung angegriffen, fällt es ihm auch zunehmend schwerer, dieser verantwortungsvollen Aufgabe, also der Entdeckung und Bekämpfung krank machender Zellen wie beispielsweise Krebszellen, nachzukommen.

Also – vermeiden Sie Stress, wo auch immer es geht. Praktische Tipps dazu erhalten Sie im weiteren Verlauf dieses Buches.

Und nun öffne ich eine Schatzkiste mit antikem Wissen für Sie. Sind Sie bereit?

# Antikes Wissen – gar nicht altbacken

Gesundheit ist unser kostbarstes Gut. Wenn wir gesund sind, freuen wir uns allerdings nicht jeden Tag daran, sondern nehmen diesen Zustand als selbstverständlich hin. Doch schon beim leisesten Schnupfen merken wir, wie wichtig es ist, dass unser Körper „funktioniert". Wir fühlen uns schlapp, krank und sind nicht mehr leistungsfähig. Das möchten wir nicht und deshalb haben viele Menschen mittlerweile erkannt, dass Gesundheit eines der höchsten Güter ist, das wir haben. Schon seit vielen Jahrhunderten, ja Jahrtausenden, beschäftigen Menschen sich demzufolge mit der Gesunderhaltung.

Nachlesen lässt sich das in verschiedensten Werken. Manche von ihnen sind frei auf dem Markt erhältlich, andere werden vor der Welt verborgen. Warum? Darüber kann ich nur spekulieren, doch ich frage mich natürlich oft, wer daran verdient, dass Wissen bekannt wird oder im Verborgenen bleibt. Bilden Sie sich bitte Ihre eigene Meinung. Doch manchmal kommt auch verborgenes Wissen ans Licht.

Ich berichte Ihnen jetzt von der unglaublichsten Begebenheit in meinem Leben, die mir im Jahr 2015 widerfahren ist. Ich befand mich gerade in der Mittagspause, als mein Handy klingelte. Am anderen Ende der Leitung war eine ältere Frau mit starkem französischem Akzent, die keine Zeit mit Small Talk verschwendete, sondern sofort zur Sache kam, denn sie hatte nur wenig Zeit. Sie erzählte mir in einem Wortschwall, dem ich kaum folgen konnte, von geheimem Wissen über Gesundheit und Gesunderhaltung, welches ich von ihr erwerben könne.

Ich dachte zuerst, dass wohl eine Verwechslung vorliegen müsse, denn ich wusste gar nicht, was ich mit diesem Anruf anfangen sollte. Warum ich? Woher kannte mich diese Frau? Wurde ich auf den Arm genommen? Doch sie meinte es ernst und sagte mit energischer Stimme: „Ich werde es Ihnen nur einmal erklären. Wenn Sie kein Interesse haben, hören Sie nie wieder etwas von mir!" Dieser vehemente Satz reichte aus, um mich wachzurütteln, und ab diesem

Zeitpunkt hörte ich aufmerksam zu. Die Dame bot mir 350 antike Bücher über Heilung, Gesundheit und Älterwerden an, von denen mindestens 250 mittlerweile nicht mehr auf dem Buchmarkt erhältlich sind. Die Bücher hatten ihrem verstorbenen Mann gehört, der, wie ich erfuhr, eine der größten medizinischen Koryphäen war, die es je gab. Als Spezialist hat er sein Leben lang Bücher mit geheimem medizinischem Wissen der bekanntesten Ärzte, medizinischen Spezialisten und Wissenschaftler der letzten 500 Jahre gesammelt.

Das machte mich neugierig und ich traf mich direkt am Folgetag mit der Dame, um mehr zu erfahren, denn sie wollte am Telefon nicht alle Informationen preisgeben. Ich musste ihr absolute Verschwiegenheit zusichern, was ich tat, denn nun war ich völlig Feuer und Flamme.

Als wir uns am folgenden Tag in einem kleinen Café trafen, fragte ich sie, warum sie ausgerechnet mich ausgewählt hat. Sie erzählte mir, dass sie mich schon eine Zeit lang beobachtet hatte und davon überzeugt war, dass ich den Inhalt dieser Bücher an die Menschheit bringen würde. Sie erzählte mir, dass der größte Wunsch ihres Mannes war, dass so viele Menschen wie möglich das geheime Wissen über Heilung und Gesunderhaltung aus diesen Büchern erfahren. Ich musste ihr versprechen, ihren Namen und den Namen ihres Mannes niemals preiszugeben, und das tat ich.

Kurze Zeit später erhielt ich die Bücher. Was für ein Moment! Ich hielt antikes Wissen rund um Gesunderhaltung und Lebensverlängerung von einigen der größten Namen der Geschichte in meinen Händen. Manche der Bücher waren aufgrund ihres Alters in einem sehr schlechten Zustand und bedächtig sah ich mir jedes einzelne an. Welche Geheimnisse würden sie wohl enthalten? Eine Menge Arbeit lag vor mir.

Mein kleines Team und ich stürzten uns sofort – neben unserer eigentlichen Arbeit in der Krebsforschung – in die Aufbereitung des geheimen Wissens, das uns vorlag. Das jüngste der Bücher ist ungefähr 120, das älteste über 500 Jahre alt, darin konnten wir Schrift und Inhalt anfangs gar nicht identifizieren.

Denn niemand von uns war damals nur ansatzweise der altdeutschen Schrift so mächtig, dass er quasi nebenbei Dutzende von Büchern der letzten 500 Jahre übersetzen konnte. Also kauften wir uns eine teure Spezialsoftware mit KI-gestützter Schrifterkennung und Übersetzung. Diese finanzielle Ausgabe war eine der besten Investitionen in unseren fast zehn Jahren „Deutsches Lehr- und Forschungsinstitut Heidelberg", beschleunigte sie doch unsere Arbeit an den wertvollen Büchern.

Nach vier Jahren intensiver Auswertung und Übersetzung der Inhalte für die heutige Zeit waren wir von dem Ergebnis, das wir erzielt hatten, nicht nur überrascht, sondern auch schockiert. Mein Team und ich hatten schwarz auf weiß vorliegen, wie Gesundheit bzw. Krankheit von damals bis heute „funktionierte". Überrascht ob der Vielfalt der Informationen und schockiert darüber, welche Informationen in den Büchern enthalten waren.

Einen Teil dieser Informationen habe ich in der Einleitung schon kurz erwähnt, doch hier noch einmal zum besseren

Verständnis, wie skandalös manche dieser Informationen tatsächlich sind.

Manche Namen und Erkenntnisse aus den Büchern sind mittlerweile allgemein bekannt: Paracelsus, Cesare Mattei (Erfinder der Elektrohomöopathie) und Samuel Hahnemann (Erfinder der Homöopathie in Deutschland) sind nur einige der Namen, deren Forschungen und Erkenntnisse in den Büchern Erwähnung finden.

Ich hatte Ihnen bereits berichtet, dass Schulmedizin im Jahre 1910 von Abraham Flexner im Auftrag von Andrew Carnegie und John D. Rockefeller zum Teil mit Polizeigewalt durchgesetzt wurde. Die Vorbereitung zu diesem „Deal" und die Pläne der alten Männer wurden jedoch bereits 50 Jahre zuvor in den Büchern dargelegt: Die Schulmedizin sollte ein ausgeklügeltes, gut durchdachtes Geldsystem sein.

Dieses System funktioniert seit 1910 wie kein anderes geldbringendes System auf dieser Welt. Denn es wurde schon früh erkannt: Mit Krankheit kann man richtig gut Geld verdienen, nämlich Billionen von Dollar und Euro. Doch das System hat bis heute, wie bereits erwähnt, ein Problem.

Es dürfen niemals, wirklich NIEMALS, die Kranken ausgehen. Deshalb werden meiner Meinung nach die Menschen seit 100 Jahren kränker und kränker, obwohl wir die angeblich beste Schulmedizin haben, die es seit Anbeginn gegeben hat. Wir sterben kaum noch an Altersschwäche wie früher, stattdessen an Herzinfarkt, Schlaganfall, an den Folgen von Diabetes und Stress und natürlich an Krebs. Gesund alternde Menschen leben nicht in Ländern, in denen Millionen von Operationen durchgeführt und noch mehr Medikamente verschrieben werden. Denken Sie darüber bitte einmal nach und bilden Sie sich dann Ihre eigene Meinung.

Allein in Deutschland gibt es jedes Jahr über eine halbe Million Krebsneuerkrankungen. Das bedeutet, dass jede Minute ein Mensch in der Bundesrepublik die Diagnose Krebs bekommt. Ca. die Hälfte dieser Menschen stirbt daran. Muss das wirklich sein?

Aus den alten medizinischen Büchern konnten wir nachweislich funktionierende Behandlungsmethoden für alle Krankheiten herauslesen. Es gab sogar Medizin-Nobelpreise für den einen oder anderen Wissenschaftler, der seine Methode an die Öffentlichkeit gebracht hatte. Trotzdem wurde es den damaligen Krankheitsspezialisten (oder soll ich besser sagen: Gesundheitsspezialisten) und ihren Methoden schwer gemacht, sich durchzusetzen, auch das konnten wir aus den Büchern herauslesen. Sobald jemand nur ansatzweise eine Heilmethode für eine schwere Krankheit gefunden hatte, wurde diese verboten bzw. die meisten Aufzeichnungen darüber (glücklicherweise nicht alle) wurden vernichtet. Manche der Experten sind sogar unmittelbar danach auf mysteriöse Weise verstorben.

Dabei hatten wir die Lösung von schweren Krankheiten mit 85 % Naturheilmedizin und 15 % Schulmedizin bis zum Jahr 1910 hervorragend im Griff. Ab diesem Zeitpunkt wurde die Menschheit stetig älter und älter, dafür aber auch kränker und kränker. Dass wir Menschen älter wurden, hatte bereits 50 Jahre vor der uns bekannten Schulmedizin angefangen und lag nachweislich nicht an Superärzten, sondern an den besseren hygienischen Verhältnissen (Krankenhaus und privat), wesentlich leichteren Arbeitsbedingungen und dem Zugang zu sauberem Wasser und Nahrungsmitteln.

Ich bin dafür angetreten, dieses System zu verändern! Durch die Auswertung der alten Bücher konnten mein Team und ich bereits verschiedene Wege der Heilung bzw. Selbstheilung erkennen und in die heutige Zeit übertragen. Ich bin mehr als stolz, dass wir dieses gesicherte Wissen heute leicht verständlich weitergeben können, ohne Angst haben zu müssen, dass uns jemand deswegen nach dem Leben trachtet – das hoffe ich zumindest.

Mir scheint allerdings, nachdem ich nun einen Großteil der Bücher und ihrer enthaltenen Informationen ausgewertet habe, dass es Kräfte gibt, die nach der brachialen Durchsetzung der Schulmedizin um 1910 auf keinen Fall möchten, dass verschiedene Wege der Heilung an die Öffentlichkeit geraten. Deshalb gehe ich mit der Veröffentlichung dieses Buches ein gewisses Risiko ein, denn mächtige Organisationen, die mit Krankheit Geld verdienen, haben kein Interesse daran, dass gesund machende Informationen an die Öffentlichkeit geraten. Trotzdem schreibe ich dieses Buch. Für Sie und alle, die gesund bleiben und werden wollen. Bitte tragen Sie diese Informationen weiter in die Welt.

Bevor ich in den folgenden Kapiteln näher auf die einzelnen Erkenntnisse eingehe, habe ich hier eine Zusammenfassung für Sie, damit Sie erkennen, dass es sich definitiv lohnt, weiterzulesen:

## Die wichtigsten Erkenntnisse aus den Büchern

Zahlreiche alte medizinische Lehrmeister erklärten den Menschen, dass Symptome lediglich ein Hinweis sind, dass etwas mit dem Körper oder Kopf nicht stimmt. Anstatt merkwürdige Behandlungen wie Aderlass oder giftige Medikamente in Anspruch zu nehmen, empfahlen sie damals schon, den Geist zur Ruhe zu bringen und in Wäldern oder auf Bergen die reine Luft tief zu atmen. Sie berichteten von Überlieferungen aus Fernost, dass ganz bestimmte Bewegungen seit Tausenden von Jahren Menschen nicht nur die gewünschte Heilung gebracht hatten, sondern auch ein stattliches Alter bescherten. Bei den geschilderten Bewegungsabläufen handelt es sich hierbei mit hoher Wahrscheinlichkeit um die jahrtausendealte Bewegungslehre LuJong (tibetisches Heilyoga) und Qigong (Bewegungslehre der Traditionellen Chinesischen Medizin).

Bestimmte Naturpräparate haben bereits vor 500 Jahren und, Sie ahnen es, sogar vor Tausenden von Jahren den

Menschen dabei geholfen, wieder gesund zu werden bzw. erst gar nicht zu erkranken.

Auch das Anstreben eines höheren Bewusstseinszustandes war mit einem besseren Gesundheitszustand verbunden. Aus den Büchern konnten wir zweifelsfrei übersetzen, dass die Menschen vor 200 bis 500 Jahren ein wesentlich höheres Bewusstsein hatten, als wir das heute haben. Das ist aus meiner Sicht kein Wunder. Wir verarbeiten heute in zwei Tagen so viele Informationen, wie diese Menschen damals in ihrem ganzen Leben. Hinzu kommen noch 70 000 Gedanken pro Tag. Noch vor 30 Jahren waren das nur 40 000 Gedanken. Das ist jede Menge Holz, sage ich Ihnen. 70 000 Gedanken sind für unser Gehirn alles andere als einfach zu verarbeiten.

Diese Flut von Impulsen von außen können unsere Gehirne auf Dauer nicht verarbeiten. Mit anderen Worten, der Stress, der aus dieser Informationsflut für jeden Einzelnen entsteht, macht krank, und zwar schon seit vielen Jahrzehnten. Der Hinweis aus einem ca. 300 Jahre alten Buch hat mich fasziniert. Der Autor wies explizit und ausdrücklich darauf hin, dass wir Menschen immer und zu jeder Zeit auf unsere Gedanken aufpassen sollen. Er schrieb: Heilung beginnt im Kopf. Weiter schrieb er, dass man ihm schon oft nach dem Leben getrachtet hatte, sobald er es anderen erzählen wollte.

Schon vor Hunderten von Jahren hatte man zudem eine Vorstellung von dem, was ungesund ist. Einige große Wissenschaftler und Forscher warnten vor Rauchen, Alkohol und sogar vor dem süß schmeckenden Pulver (Zucker), von dem manche Menschen förmlich abhängig wurden. Körperliche und geistige Veränderungen durch übermäßigen Zuckerverzehr wurden schon lange Zeit beobachtet. Bei hohem Zuckerkonsum waren Organe und vor allem auch Zähne vieler Menschen kaum noch funktionsfähig. Doch statt den Zuckerkonsum einzuschränken, erzählte man den Menschen in den 1960er-Jahren sogar, dass sie mit Zucker abnehmen könnten!

All diese Stoffe machen krank! Eine Essenz aus den Büchern lautet also: Lassen Sie alles weg, was krank macht.

Einfach, aber wirkungsvoll – und doch heute so schwierig umzusetzen.

Was mich zudem fasziniert hat, ist, dass man vor 500 Jahren Kranken, aber auch Gesunden empfohlen hat, viel Wasser zu trinken, um den Körper zu entgiften.

Weitere Erkenntnisse aus den Büchern, für die heutige Zeit übersetzt, lauten kurz und knapp zusammengefasst:

- Versuche, deinen inneren Kompass zu finden
- Der richtige Schlaf, die richtige Bewegung
- Achte auf deine Gedanken, sie entscheiden über dein Leben
- Nicht zu viel essen (Völlerei)
- Bestimmte Gefahren vermeiden (wahrscheinlich Risikofaktoren wie Stress und Angst)
- Die Masse im Kopf schützen (Gehirnschutz oder Gehirnreserve)

- Die Natur heilt (Nahrungsmittel wie Kräuter, Pilze, Gewürze, Obst usw.)
- Die Verjüngung von Körper und Geist
- Heilgebete

Wa die großen Ärzte wie Samuel Hahnemann oder Christoph Wilhelm Hufeland (deutscher Arzt und Begründer des Vitalismus) und andere über Heilung schrieben, hat mich am meisten begeistert. Nein, es hat mich sprachlos gemacht, denn diese Koryphäen ihrer Zeit wussten sehr genau, dass unsere Gedanken über eine unfassbare Macht verfügen.

So wussten einige von ihnen aber auch, dass man an den Folgen von Rauchen und Alkohol sterben kann. Auch die Gefahren von Seuchen, Pest und Cholera waren ihnen mehr als bewusst. Vor Hunderten von Jahren sind viele Menschen an diesen Krankheiten oder dem vermehrten Verzehr von Genussmitteln gestorben – doch eben nicht alle Menschen! Das bedeutet, dass es bereits damals

Menschen gegeben hat, denen weder schwere Krankheiten noch Genussgiftstoffe etwas anhaben konnten.

Genau das hat schon in den antiken Büchern Wissenschaftler und Ärzte erstaunt. Sie hatten Patienten, Verwandte und Bekannte, die schwer krank wurden und/oder geraucht und Alkohol getrunken hatten, aber nicht wie die anderen daran starben. Was war also der lebensrettende Unterschied für diese Personen? Mehr dazu in den folgenden Kapiteln.

Nun haben Sie schon eine grobe Übersicht über das, was Sie im weiteren Verlauf dieses Buches erwartet. Eine weitere Quintessenz der antiken Medizinbücher, die Sie ebenfalls in diesem Buch finden, ist die ausführliche Beschreibung der Zirbeldrüse, der Thymusdrüse und des Vagusnervs. Diese drei Organe und Drüsen wurden in sämtlichen Büchern mit einer unglaublichen Wichtigkeit für uns Menschen beschrieben. Die Bedeutung dieser Organe, Drüsen und Nerven für unsere Gesundheitserhaltung bzw. -wiederherstellung als lebenswichtig wurde damals schon eindeutig erkannt. Grund genug, dass wir uns diesen drei bedeutsamen Organen und Drüsen genauer widmen.

*Alle Dinge sind möglich, dem, der glaubt.*

*Johannes Markus (12–68 n. Chr.), Bibel 9, 23*

*Evangelist und Sohn von Maria Magdalena*

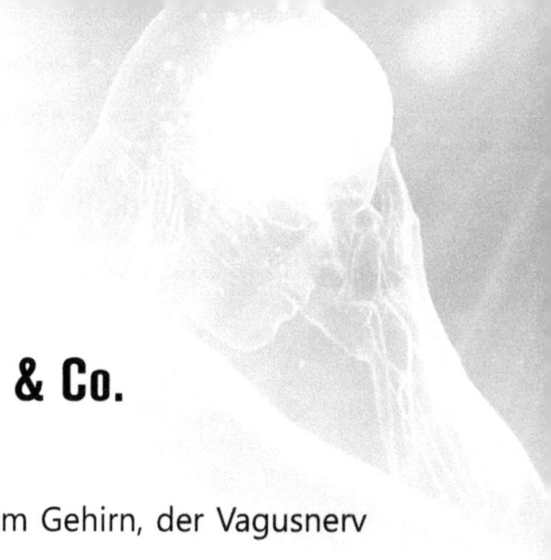

# Zirbeldrüse & Co.

Die Zirbeldrüse liegt mitten im Gehirn, der Vagusnerv verläuft nahe der Halsschlagader im Halswirbelbereich und erstreckt sich in den Brustraum. Die Thymusdrüse ist hinter dem Brustbein lokalisiert. So weit, so gut, doch aus verschiedensten Gründen stellen diese Organe im Laufe unseres Lebens ihre Funktion ein – doch das lässt sich verhindern. Die alten Niederschriften warnen hier ausdrücklich davor, dass diese überlebenswichtigen Organe bzw. Drüsen niemals und zu keiner Zeit ihre Funktion aufgeben dürfen. Ansonsten würde der Mensch an Lebenskraft verlieren bis hin zum Tod.

Hier nur ein Beispiel vorab: Die Zirbeldrüse stellt ihre Funktion unter anderem deshalb ein, weil Sie sich morgens und abends ihre Zähne mit fluoridhaltiger Zahnpasta putzen. Ich kenne mittlerweile zahlreiche Ärzte unterschiedlicher Fachrichtungen, die sagen: „Fluorid ist nicht notwendig!"

Fragen Sie allerdings Ihren Zahnarzt, dann erklärt er Ihnen, dass Fluorid notwendig ist, um den Zahnschmelz zu härten und widerstandsfähiger zu machen. Fluorid ist aber überall. In Salz, in Zahnpasta, ja sogar in unserem Trinkwasser. Fluorid ist ein biologisch nicht abbaubares Umweltgift, welches offiziell noch bis 1945 als Giftstoff klassifiziert war. Verschiedene Fluorverbindungen wurden in beiden Weltkriegen als Kampfgas eingesetzt. Natriumfluorid ist in hohen Konzentrationen auch in Rattengift und Pestiziden zu finden. In geringen Konzentrationen ist es in Zahnpasta und Mundwasser enthalten. Wir hinterfragen das gar nicht mehr, doch lesen Sie ruhig einmal nach, was Fluorid genau ist, und entscheiden Sie dann, ob Sie es sich wirklich jeden Tag bewusst zuführen möchten.

Im Folgenden erhalten Sie nun zahlreiche Informationen rund um Zirbeldrüse & Co. sowie generell zu Gesundheit und Selbstheilung aus den antiken Büchern und meinen vielen Jahren Praxiserfahrung.

## Die Zirbeldrüse

Die Zirbeldrüse ist zwar gründlich erforscht, doch nur wenige Menschen, die keine Wissenschaftler, Mediziner oder Therapeuten sind, wissen überhaupt von dieser Drüse. In der Schule wird uns über dieses oberste Steuerungsorgan unseres Körpers gänzlich gar nichts erzählt. Ich schätze, dass von etwa 100 Menschen nur einer im Laufe seines Lebens etwas von diesem geheimnisvollen Organ genau in der Mitte unseres Gehirns hört – Sie gehören jetzt dazu.

Bei der Zirbeldrüse handelt es sich um eine endokrine[4] Hormondrüse im Gehirn, die ihre Stoffe direkt in die Blutbahn absondert.

Wie ich bereits erwähnt habe, möchte ich dieses Buch praxisnah halten und Sie nicht mit Fachausdrücken verunsichern. Deshalb erläutere ich Ihnen nun in diesem Kapitel das Wichtigste über dieses wundervolle Organ völlig ohne Fachchinesisch. Doch bevor ich in die Details einsteige, möchte ich Ihnen noch den Grund dafür mitteilen, warum

4 Endokrine Drüsen geben ihre Hormone direkt ins Blut ab.

wir bislang so wenig über das winzige, kieferzapfenförmige Wunderorgan erklärt bekommen haben.

Die Essenz aus den 350 antiken Büchern und meine These ist, dass niemand im Gesundheitssystem daran interessiert ist, dass wir eine gesunde, große und vor allem intakte Zirbeldrüse hätten. Ich schreibe mit Absicht ‚hätten', weil wir Menschen in der Tat nur noch eine verkümmerte und verkalkte Version davon haben. Ob diese Version noch funktionsfähig ist? Vermutlich nicht, zumindest nicht in dem Maße, wie sie es sein könnte.

Vor zwei- bis dreitausend Jahren war die menschliche Zirbeldrüse ca. zwei bis drei Zentimeter groß. Heute ist das überlebenswichtige Organ nur noch ca. fünf Millimeter groß.

Wir Erwachsenen besitzen eine Zirbeldrüse, die sehr stark in ihrer Funktion eingeschränkt ist. Bei Kindern bis zum etwa 10. Lebensjahr ist das anders. Deren Zirbeldrüsen sind aktiv. Damit sind sie meistens noch im Besitz ihrer spirituellen Fähigkeiten. Mit ihren aktivierten Zirbeldrüsen haben sie

Zugang zur Intuition und einer Welt, die für Erwachsene nicht mehr sichtbar ist.

Spezialisten bestätigen, dass die Zirbeldrüse in folgenden Bereichen unseres Körpers wirkt:

- Zuständigkeit für ein höheres Bewusstsein
- Mitwirkung auf unsere Zellen
- Mitwirkung auf unser Immunsystem
- Mitwirkung beim Abbau des Stresshormons „Cortisol"
- Einflussnahme auf den Alterungsprozess
- Produktion von Dimethyltryptamin, auch DMT genannt
- Taktgeber sämtlicher anderer Drüsen im Körper
- Produktion des Schlafhormons Melatonin
- Mitregulation der Schilddrüse

Sie erkennen: Das sind für unsere Gesundheit essenziell wichtige Funktionen! Trotzdem verkümmert unsere Zirbeldrüse mehr und mehr. Um dem entgegenzuwirken, gibt es allerdings Maßnahmen.

## Aktivierung der Zirbeldrüse

Zur Aktivierung der Zirbeldrüse gibt es verschiedene Methoden. Man kann sie reinigen und entkalken und auch durch verschiedene Methoden und Praktiken wieder aktivieren.

Der entscheidende Grund dafür, dass die Zirbeldrüse ihren Job nicht mehr optimal erledigt, ist deren Verkalkung. Daher nachfolgend einige Tipps, um der Verkalkung der Zirbeldrüse entgegenzuwirken und ihre Funktionstüchtigkeit zu stärken.

Immens wichtig ist, dass Sie genau darauf achten, welche Stoffe Sie Ihrem Körper täglich zuführen, insbesondere durch Ihre Ernährung. Oft genug nehmen wir – meist unbewusst – toxische Stoffe zu uns, die nicht nur die Funktion der

Zirbeldrüse negativ beeinträchtigen (weitere Informationen dazu erhalten Sie auch im Kapitel „Ernährung/Nährstoffe").

1. Achten Sie auf toxische Stoffe wie Fluorid (z. B. in Zahnpasta, Wasser usw.) oder Aluminium (z. B. in Deosprays, Aluminiumschalen usw.). Aber auch verschiedene Hormone, Quecksilber, Koffein, Tabak, Alkohol und raffinierter Zucker können Verkalkungen der Zirbeldrüse auslösen.

2. Strahlungsfelder wie jene, die uns in Form von Stromleitungen, Mobiltelefonen und Internetnetzwerken umgeben, haben ebenfalls eine zerstörerische Wirkung auf diese lebensnotwendige Drüse.

3. Trinken Sie täglich mindestens 2 bis 2,5 Liter gutes Quellwasser.

4. Das Einatmen des ätherischen Neroliöls regt die Zirbeldrüsenfunktion an.

5. Meditieren Sie regelmäßig und atmen Sie bewusst tief, ruhig und entspannt.

6. Bereits 15 Minuten Sonnenlicht täglich aktivieren ebenfalls die Zirbeldrüse.

7. Um in geistigen Kontakt mit der Zirbeldrüse zu kommen und darüber das eigene Bewusstsein zu erweitern, gibt es z. B. die spezielle ViKo-Methode. Dieses Entschleunigung- und Aktivierungsprogramm ist Teil meiner Seminare und besteht primär aus den Elementen Visualisierung und Konzentration.

Nachfolgend die Vorteile einer intakten Zirbeldrüse und des daraus resultierenden höheren Bewusstseins:

- Verminderte Ängste und Stressempfindungen
- Kalibrierung der Zirbeldrüse und des Hippocampus (Gehirnstruktur, die an der Gedächtnisbildung beteiligt ist)
- Höhere Anteile der Schlafphasen (Gesundheitsschlaf, früher Tempelschlaf[5])
- Intuitives Fühlen von bevorstehenden Situationen

5 Der Tempelschlaf ist eine antike spirituelle Praxis, die u. a. auch zu therapeutischen Zwecken genutzt wurde.

- Spürbare Ruhe und Entschleunigung
- Bewusste Momentaufnahme anstelle oberflächlicher Wahrnehmung
- Bessere Wahrnehmung der Welt durch erweiterte Sinneseindrücke
- Schnellere Informationsverarbeitungsgeschwindigkeit
- Höhere Aufmerksamkeitsspanne
- Ansteigende Intelligenz und Intuition
- Blitzartiger Zugang zum eigenen vorhandenen Wissen
- Geringeres Risiko für Depression und Krankheiten
- Ständige Bewusstseinserweiterung durch evidenzbasierte Wissensaufnahme
- Materielle Dinge abschwächen, geistige aufwerten
- Besseres Einfühlungsvermögen in Menschen und Situationen

- Eigenes EGO reduzieren/kontrollieren
- Automatisches Einnorden von Situationen (menschlich die Richtung kennen)
- Mehr Kreativität und Inspiration
- Stärkere Intuition, um zwischen den Zeilen zu interpretieren
- Optimistische Grundeinstellung
- Kontrolle über Ängste, Selbstzweifel, Vorurteile, Unentschlossenheit, Unzufriedenheit, Wut, Groll usw.
- Gefühl zu leben anstatt nur zu funktionieren
- Erhöhung des eigenen Selbstvertrauens (auch in schwierigen Zeiten)
- Abschaltung des Autopiloten (absolutes Bewusstsein)
- Geduldige, authentische und tolerante Lebenseinstellung

- Bessere physische Gesundheit und längeres Leben
- Weniger bis keine Angst vor dem Tod
- Bedingungslose Liebe zu sich selbst und anderen Menschen
- Mehr Aufmerksamkeit für die einfachen und schönen Dinge/Momente des Lebens
- Andere Menschen besser verstehen

Sie sehen, die Zirbeldrüse hat neben „handfesten" Funktionen viel mit der spirituellen Erfahrung zu tun.

Doch selbst dann, wenn Sie sich mit Spiritualität bislang noch nicht beschäftigt haben und auch wenn dies vielleicht für Sie derzeit noch seltsam klingt: An der Verwirklichung des eigenen höheren Selbst zu arbeiten ist zwar zeitaufwendig und anstrengend, aber definitiv eine einzigartige, außergewöhnliche und wichtige Lebenserfahrung. Die Verbindung mit dem höheren Selbst bzw. höheren Bewusstsein führt nicht einfach irgendwohin, sondern zu einer tieferen Verbindung mit unserem eigenen Körper und Geist. Es führt uns in die eigene Mitte. Dorthin, wo alles evolutionäre Wissen verankert ist. Wer sich spirituell auf seine Mitte ausrichtet und diese aktiviert, erzeugt automatisch Vorteile im Einklang mit seinem restlichen Leben.

Was passiert, wenn die Zirbeldrüse plötzlich wieder besser funktioniert? Sie steigen aus der alten Welt aus und in eine andere ein. Die alte Welt, die bislang in Ihren Gedanken, Ihrem Alltag, Ihren Beziehungen zu anderen vorherrschte, war ein Produkt des alten Bewusstseins – der alten Art zu sein, zu denken, zu lieben und zu handeln. In der neuen, alternativen Realität sind die Menschen um Sie herum und die Art, wie die Dinge funktionieren, spürbar anders.

Wenn Sie den Blickwinkel des Lebens verändern, verändert sich plötzlich alles. Lassen Sie sich darauf ein – aus meiner Sicht können Sie nur gewinnen. Ihre Zirbeldrüse unterstützt Sie dabei.

## Die Thymusdrüse (Lymphozyten)

Nun folgt eine weitere Drüse, die Thymusdrüse. Auch bei dieser Drüse werde ich Sie so wenig wie nötig mit Fachbezeichnungen und medizinischen Ausdrücken nötigen. Ich werde Ihnen die hinter dem Brustbein liegende Drüse einfach und leicht verständlich erklären und Ihnen den außergewöhnlichen Nutzen für uns Menschen erläutern.

Viele Wissenschaftler sind sich einig, dass es sich hier ebenfalls um ein Organ handelt, das für uns eine lebensnotwendige Bedeutung hat. In meinen alten medizinischen Büchern wird deshalb die Thymusdrüse zusammen mit der Zirbeldrüse und dem Vagusnerv als Geheimnis des menschlichen Körpers für die Gesundheitserhaltung bzw. -wiederherstellung bezeichnet. In einem Buch aus dem Jahre 1927 wird sogar davon geschrieben, dass wir Menschen nicht nur gesund am Ende unseres Lebens ankommen könnten, sondern auch wörtlich „wesentlich älter" werden können als bisher, wenn wir das Wissen rund um Thymus- und Zirbeldrüse anwenden. (Interessant ist, dass in diesem Buch auch steht, dass dieses Wissen geheim gehalten werden soll, doch daran halte ich mich nicht. Im Gegenteil).

Die Thymusdrüse ist ein wichtiger Teil des menschlichen Immunsystems. Dieses Immunorgan ist für die Ausbildung von körpereigenen Immunzellen verantwortlich. Im Thymus erhalten bestimmte weiße Blutkörperchen (das „T" in T-Zelle steht für Thymus) eine immunologische Prägung. Bei der immunologischen Prägung von Zellen handelt es sich um einen Prozess, bei dem Zellen gegenüber bestimmten fremden Substanzen, wie Proteinen derselben oder ähnlicher Spezies, tolerant werden. Dies löst eine Immunreaktion aus, die die Entwicklung von Toleranz fördert. Durch die Förderung der Toleranz gegenüber Selbstantigenen und Fremdstoffen trägt die immunologische Prägung zum Schutz vor Autoimmunkrankheiten und anderen unerwünschten Immunreaktionen bei.

Gleichzeitig wird die Reifung von krankheitsbekämpfenden T-Zellen durch Hormone stimuliert. Mit anderen Worten, ohne regulatorische T-Zellen droht ein böses Chaos in unserem Körper. Sie sorgen dafür, dass das Immunsystem im

Gleichgewicht bleibt und nicht außer Kontrolle gerät. Die Thymusdrüse ist also für unsere Gesundheit, genau wie die Zirbeldrüse und der Vagusnerv, lebensnotwendig.

Bereits während der kindlichen Entwicklung ist die Thymusdrüse an der Produktion von Immunzellen beteiligt und vollzieht diese Funktion etwa bis zur Pubertät. Danach degeneriert sie, lagert Fett ein und verliert ihre Funktion nach und nach. Beim Neugeborenen ist der Thymus circa fünf Zentimeter lang und zwei Zentimeter breit. Im Laufe der Kindheit bis hin zur Pubertät erreicht der Thymus ein maximales Gewicht von 35 bis 50 Gramm. Ab der Geschlechtsreife schrumpft dann die Thymusdrüse wieder. Funktion und Gewebe verändern sich. Ist man im Alter angekommen, findet man im Bereich der Thymusdrüse überwiegend nur noch Fett- und Bindegewebe, deren Gewicht reduziert sich auf etwa drei Gramm. Diesen Vorgang nennt man die Thymusinvolution: Die Drüse verkümmert und Krankheiten können entstehen.

Die Thymusdrüse produziert in ihrer Hochzeit die Hormone Thymosin und Thymopoietin 1 und 2. Diese Hormone spielen eine wichtige Rolle bei der Ausreifung der bereits genannten T-Zellen im Thymus.

Noch einmal zusammengefasst und zum Nachdenken: Im Thymus entstehen Abwehrzellen, hier wird das Immunsystem ausgebildet und trainiert. Irgendwann aber, zwischen 50 und 60 Jahren, erlahmt dieses System gänzlich. Der Thymus bildet Abwehrzellen, die im Blutkreislauf körperfremde Erreger wie Viren, Bakterien, Parasiten und sogar Tumorzellen vernichten, die körpereigenen Zellen aber verschonen. Wenn man bereits vor vielen Jahrhunderten davon gewusst hat (was eindeutig in diesen antiken Büchern nachzulesen ist), warum hat man uns auch von diesem Geheimnis niemals erzählt? Hier meine Erklärung dazu:

Kalifornische und deutsche Wissenschaftler haben nachgewiesen, dass es tatsächlich möglich wäre, mit einer intakten Thymusdrüse das Altern zu verzögern. Leider gibt es kein Interesse seitens der Pharmaindustrie bzw. der weltweiten Gesundheitsbehörden, zeitaufwendige und teure Studien zur weiteren Forschung zu bezahlen. Warum sollen wir Menschen um alles in der Welt nicht gesund alt werden? Doch das muss Sie und mich nicht kümmern. Lange Rede, kurzer Sinn: Kümmern Sie sich um Ihre Thymusdrüse.

## Aktivierung der Thymusdrüse durch Klopftechnik

Die Klopftechnik, auch Tapping genannt, geht auf die Meridianlehre der Traditionellen Chinesischen Medizin zurück und ist Tausende von Jahren alt.

Das Klopfen auf bestimmte Körperregionen kann dazu beitragen, die Thymusdrüse zu aktivieren und ihre Fähigkeit zur Bildung von Immunzellen anzuregen. Bei dieser Technik klopfen oder drücken Sie mit den Fingern seitlich an Brust und Schlüsselbein entlang, wobei Sie oben beginnen und sich langsam nach unten vorarbeiten. Nach einigen Minuten dieses massageähnlichen Klopfens sollten Sie spüren, wie die Thymusdrüse vibriert. Diese Vibration ist ein Zeichen dafür, dass die Thymusdrüse aktiviert wird und beginnt, Immunzellen zu produzieren. Sie können die Thymusdrüse auch aktivieren, indem Sie sich auf den Rücken legen, zwei Finger auf jede Seite Ihres Schlüsselbeins legen und dann mit einer sanften, rhythmischen Bewegung leicht klopfen. Wenn Sie dies regelmäßig tun, stimulieren Sie die Thymusdrüse und helfen ihr, mehr Immunzellen zu produzieren. Indem Sie Ihre Thymusdrüse auf diese Weise stimulieren, können Sie dazu beitragen, Ihre allgemeine Gesundheit zu verbessern und Ihr Immunsystem zu stärken. Die energetische Psychologie – und so auch das Tapping – geht davon aus, dass negative Gefühle den Energiefluss im Körper auf Dauer so unterbrechen.

Unsere Thymusdrüse ist der Sitz der Lebensenergie. Aktivieren Sie unbedingt diese Lebensenergie.

Diese Klopftechnik ist einfach, sicher und wirksam und damit eine gute Option für Menschen, die ihrem Körper die Unterstützung geben wollen, die er braucht, um sein Immunsystem zu stärken.

Der Thymus verbindet also Geist und Körper und ist zugleich von geistig-psychischen Faktoren und Stress beeinflusst. Außerdem reguliert er den Energiefluss im

Körper und damit auch die Beeinflussung der Stärke der Muskelkontraktionen. Nicht nur deshalb wird der Thymus auch als Sitz der Lebensenergie angesehen, die wir mit unseren Gedanken wesentlich beeinflussen können.

Die wahrscheinlich außergewöhnlichste Methode, die Thymusdrüse wieder zu aktivieren bzw. anzuregen, ist die akustische Vibrationsmethode aus dem Heidelberger Gesundheitsmodell. Meine Seminarteilnehmer erleben im Tagesseminar „LebenohneKrankheit.de", wie sich die Thymusdrüse, Zirbeldrüse und der Vagusnerv in kurzer Zeit wieder erholen. Forscher vermuten hier schon lange, dass durch Klopfen bzw. Vibrieren und dadurch das intensive Anregen vermehrt T-Zellen im Immunsystem ausgeschüttet werden. Eine Anleitung dazu, wie das funktionieren kann, habe ich Ihnen hier schon gegeben. Wenn Sie die akustische Vibrationsmethode live erfahren möchten, freue ich mich, Sie in einem meiner Seminare zu begrüßen.

Zudem gibt es zahlreiche Erklärvideos im Internet.

Bevor es zum Vagusnerv weitergeht, hier noch weitere Methoden, wie Sie Ihre Gesundheit erhalten und Krankheiten vorbeugen können.

## Affirmationen

Affirmationen sind spezielle, zu unterschiedlichsten Themen formulierte Glaubenssätze, die im Unterbewusstsein immer Wirkung zeigen und diesem stets eine neue Orientierung geben – auch im Bereich Gesundheit. Das Gehirn bei der Gesundheitserhaltung bzw. -wiederherstellung einzubeziehen ist eine der wichtigsten Entscheidungen, die wir in unserem Leben treffen sollten.

Um dieses Thema tatsächlich bis ins kleinste Detail zu verstehen und dessen Funktion zu beherrschen, habe ich mich fortgebildet und in Deutschland dafür ein Hochschulzertifikat als Mentaltrainer erhalten und mehrere Monate bei Prof. Herbert Benson in Massachusetts, USA, gelernt. Dabei habe ich erfahren: Affirmationen wirken: auf unser Gehirn, auf unsere Thymusdrüse, auf unser Leben.

Studien haben gezeigt, dass die regelmäßige Verwendung positiver Affirmationen Stress reduzieren, das Selbstwertgefühl verbessern und das Glücksniveau steigern kann. Die Forschung hat auch gezeigt, dass Sie durch die Konzentration auf einen positiven Gedanken oder eine positive Aussage Ihren Verstand darauf trainieren können, positiver zu denken und sich von negativem Denken zu lösen. Affirmationen können auch dazu beitragen, Ihr Selbstvertrauen zu stärken, Sie zu motivieren, etwas zu unternehmen, und Ihnen ein besseres Gefühl der Kontrolle über Ihr Leben zu geben. Indem Sie Affirmationen regelmäßig wiederholen, können Sie Ihren Geist neu trainieren und negative Denkmuster in positivere umwandeln. Dies kann zu einer Verbesserung der geistigen Gesundheit und des allgemeinen Wohlbefindens führen.

Ich möchte hier bewusst keine allgemeingültigen Affirmationen nennen, denn welche Affirmation für Sie geeignet ist, das sollten Sie selbst ergründen. Wo in Ihrem Leben gibt es Bereiche, mit denen Sie nicht zufrieden sind? Ist es Ihr Job? Ihre Beziehung? Ihre Gesundheit?

Ein klassischer Glaubenssatz, den viele Menschen in sich tragen, lautet: Ich bin nicht gut genug. Auch einen solchen Glaubenssatz können Sie durch regelmäßiges Affirmieren umwandeln. Dazu gibt es zahlreiche Techniken, die einfachste ist, einen kurzen Satz, der das aussagt, was sie in Ihrem Unterbewusstsein verankern möchten, immer und immer wieder, sei es in Gedanken oder tatsächlich, auszusprechen. Hier zum Beispiel wäre es der Satz: „Ich bin gut genug." Affirmationen entfalten ihre Wirkung durch Wiederholung und den festen Glauben daran, dass das, was sie affirmieren, die Wahrheit ist. „Ich bin gesund" ist also auf jeden Fall auch eine hilfreiche Affirmation. Wenn Sie jetzt noch das Ganze mit Ihren Gefühlen verbinden, d. h., Sie fühlen sich gut genug, Sie fühlen sich gesund, dann werden Sie nach wenigen Wochen spüren, wie sich etwas in Ihnen verändert. In einem der alten Bücher steht folgender Satz: ***Der Schlüssel zur Heilung besteht aus tausendfacher Wiederholung des guten.***

**Noch mal zusammengefasst**: Die richtigen Affirmationen zählen meiner Expertise nach zu den wirkungsvollsten psychologischen Werkzeugen unserer Zeit. Affirmationen sind einfache, klar und positiv formulierte Glaubenssätze. Gehört, laut oder leise wiederholt ausgesprochen, dienen sie dazu, unser Unterbewusstsein mit neuen Informationen zu versorgen. Auch in eine richtig getaktete Melodie eingepflegt, können sie außergewöhnlich gut zur Wirkung kommen. So entstehen im Gehirn neue neuronale Verbindungen, die wir bewusst abrufen können.

Mit Affirmation können wir gedankliche Blockaden lösen, festgefahrene und schlechte Gedankenmuster entfernen und durch neue, positive Glaubenssätze ersetzen. „Was wir denken, das erschafft unsere Realität", sagte Albert Einstein. Also können wir uns auch ein gesundes Leben erschaffen, das wir uns wünschen. Noch eine Tatsache beweist, dass wir Menschen endlich anfangen sollten, unsere Gedanken zu ändern. Forscher haben herausgefunden, dass jeder von uns im Durschnitt ca. 70 000 Gedanken am Tag hat. Davon sind 70 % unbedeutsam. Nur 3 % positive Gedanken und 27 % negative Gedanken. Aufgrund dieser Zahlen können Sie sich vorstellen, was ab einem bestimmten Alter mit uns wird, wenn wir jeden Tag 27 % negative Gedanken haben. Nicht nur, dass wir alte, störrische und eigensinnige Menschen werden, wir können dadurch auch krank werden. Dieses Risiko ist relativ hoch. Also fangen Sie an, mehr aus Ihren 3 % zu machen. Ich verspreche Ihnen, es lohnt sich.

Aber Achtung! Einfach nur „POSITIV DENKEN", „es wird schon wieder" oder „ist doch alles halb so schlimm" haben grundsätzlich keine Funktion.

Ich habe Ihnen nun einige recht spirituelle Praktiken vermittelt, die zu Ihrer Gesunderhaltung beitragen können. Lassen Sie uns nun mit etwas „Handfestem" weitermachen.

## Ernährung

Einzelne Protagonisten des Immunsystems, wie z. B. der Thymus, können Sie gezielt unterstützen, indem Sie ihm bestimmte Nährstoffe zukommen lassen, die er braucht, um optimal funktionieren zu können. Unser Körper benötigt, um alle Funktionen aufrechterhalten zu können, über 40 lebenswichtige Nährstoffe wie Mineralstoffe, Vitamine,

Spurenelemente usw. Ist eines davon im Mangel, wird der Mensch krank. Fehlt eines gänzlich, stirbt dieser Mensch.

Sie brauchen also bestimmte Nährstoffe aus der Nahrung, um gesund und stark zu bleiben. Zu den wesentlichen Nährstoffen, die für die Gesundheit erforderlich sind, gehören Proteine, Kohlenhydrate, Fette, Vitamine, Mineralien und Wasser. Proteine sind die Bausteine des menschlichen Körpergewebes, während Kohlenhydrate die Energie für unsere täglichen Aktivitäten liefern. Fette helfen uns bei der Aufnahme von Vitaminen und Mineralien und liefern Energie, wenn Kohlenhydrate nicht zur Verfügung stehen. Vitamine und Mineralien sind für ein gesundes Immunsystem, das Zellwachstum, die Körperzellen und das Nervensystem unerlässlich. Wasser ist der wichtigste Nährstoff und trägt dazu bei, die Körpertemperatur zu regulieren, die Funktion der Organe aufrechtzuerhalten und Nährstoffe zu transportieren.

Um unseren Nährstoffbedarf zu decken, ist eine ausgewogene Ernährung wichtig, die Lebensmittel aus allen wichtigen Lebensmittelgruppen enthält. Ein ausgewogenes

Verhältnis dieser wichtigen Nährstoffe trägt zur Gesundheit und zum Wohlbefinden bei.

In meinem Studium der orthomolekularen Medizin habe ich gelernt, wie man ernährungstechnisch einfache Wege gehen kann, ohne dass man sein ganzes Ernährungsleben auf den Kopf stellen muss. Die Betonung liegt hier auf dem Wort EINFACH. Für Ihre Thymusdrüse sind vor allem folgende Nährstoffe wichtig: Vitamin C, Omega 3, Vitamin B6, Folsäure und Zink.

Eine wissenschaftliche Arbeitsgruppe konnte im Tierversuch dokumentieren, wie Zink zum einen zur Entwicklung von krankheitsbekämpfenden Immunzellen beiträgt und zum anderen die Regeneration des Thymus fördert. Auch hier gibt es natürliche, einfache Komplettlösungen für jedermann und jedefrau.

Doch nicht nur der Thymus profitiert von Nährstoffen – mehr rund um das wichtige Thema Ernährung und Nährstoffe für Ihre Gesundheitserhaltung im folgenden Kapitel.

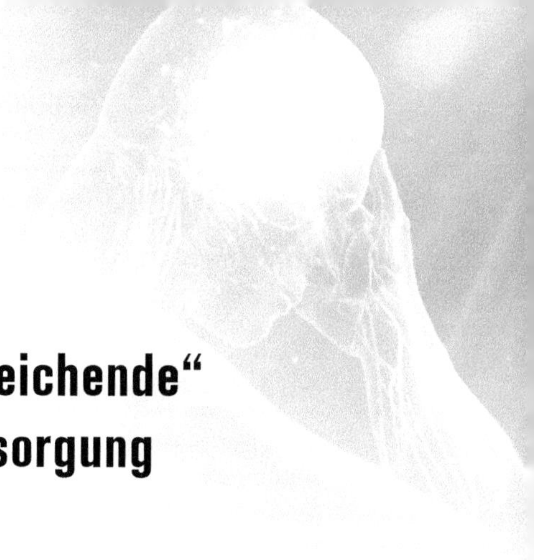

# Mehr als „ausreichende“ Nährstoffversorgung

Gesundheitserhaltung ist Eigenverantwortung. Wenn Sie sich nicht selbst um Ihre Gesundheit kümmern, wer soll es denn dann tun? Erwarten Sie nicht, dass sich „irgendwie schon alles regeln wird“. (Und lassen Sie sich bitte auch nicht einreden, dass irgendwelche Zipperlein und Krankheiten „normal“ sind.)

Unser Körper ist – vom Grundsatz her – gesund. Dieser gesunde Zustand unseres Organismus nennt sich auch Homöostase. Homöostase setzt voraus, dass alle Körpersysteme, also die Zellen, Gewebe und auch Organe, zusammenarbeiten. Nerven-, Hormon- und Immunsystem wirken zusammen. Sie erkennen Veränderungen in der Umwelt und reagieren darauf. Ist es im Sommer heiß, reguliert unser Körper seine Temperatur durch Schwitzen. Ist es im Winter kalt, frösteln wir und erhöhen durch die Muskelarbeit, die beim Zittern stattfindet, unsere Körpertemperatur.

Doch durch falsche Ernährung, Bewegungsmangel, Stress oder die Belastung durch Giftstoffe, die mittlerweile in unserer Umgebung allgegenwärtig sind, gerät unser Körper aus dem Gleichgewicht. Das kann zu Fehlfunktionen der Organe führen, genauso zu Entzündungen, Müdigkeit, schlechter Verdauung, einem geschwächten Immunsystem – und letztendlich zu Krankheiten wie auch Krebs.

In diesem Buch haben Sie schon zahlreiche Informationen darüber erhalten, wie es Ihnen gelingen kann, Ihre Gesundheit zu erhalten oder wiederherzustellen – und weitere folgen in den kommenden Kapiteln. Nun kommt eine wichtige Komponente ins Spiel: Ihre Ernährung.

Jeder weiß, dass eine gesunde Ernährung sinnvoll ist, doch kaum jemand weiß, was eine gesunde Ernährung für den individuellen Organismus, den jeder von uns hat, tatsächlich bedeutet. „Bunt essen" heißt es häufig in gängigen Empfehlungen, doch nur damit ist es nicht getan.

Sie müssen herausfinden, wie optimale Ernährung für Sie aussieht. Sie müssen Kenntnis darüber erlangen, welche Menge an Eiweißen, Kohlenhydraten und Vitalstoffen Sie brauchen. Darüber hinaus benötigen Sie Spurenelemente und Mineralstoffe. Nicht immer fällt ein Mangel an einem wichtigen Element auf. Wenn Sie zum Beispiel einen Mangel an Magnesium haben, dann wachen Sie nachts auf und bekommen Krämpfe. Fehlt ihnen Vitamin D, bekommen Sie lange Zeit vermutlich nichts davon mit, bevor der Mangel nach Jahren zu schwerwiegenden Krankheiten führen kann.

Unsere Nahrungsmittel sind leider nicht mehr das, was sie noch vor 100 Jahren waren. Wir haben mittlerweile in Deutschland schnittfestes Wasser und nennen es Tomate. Und mittlerweile gibt es tatsächlich Orangen, die kaum noch Vitamin C enthalten. Lange Transportwege, bei denen Obst und Gemüse unreif geerntet und dann über Wochen in einem dunklen Container transportiert werden, damit sie dann, wenn sie hier ankommen, reif sind, sorgen dafür, dass eventuell bei der Ernte noch enthaltene Vitamine und Nährstoffe verloren gehen oder erst gar nicht entstehen können, weil der Wachstumsprozess der Frucht oder des Gemüses noch gar nicht abgeschlossen war.

Ich möchte hier gar nicht zu weit ausholen, doch unsere sogenannten „Lebensmittel" sind voll von Schwermetallen, Pestiziden und Herbiziden, Industriechemikalien und sogar Mikrofasern aus Kunststoff. Der Hauptgrund dafür liegt in den Methoden der industriellen Landwirtschaft. Chemische Düngemittel und Pestizide verhindern die Aufnahme wichtiger Mineralien aus dem Boden, die Böden selbst laugen mehr und mehr aus.

Tiere werden zusammengepfercht auf engstem Raum gehalten. Schlechte hygienische Verhältnisse verursachen Krankheiten, die mit Antibiotika behandelt werden müssen, und das Futter der gar nicht so glücklichen Kühe enthält häufig genug Hormone und andere Zusatzstoffe.

Grund genug also, einmal genauer hinzusehen, was Sie jeden Tag zu sich nehmen und was Sie zu sich nehmen sollten, um Ihre Körper- und Gehirnfunktion zu erhalten.

Ein wichtiger Punkt sind Nährstoffe. Sicher haben Sie schon von den bekannten Vitaminen C, A und auch D gehört, dazu vom Komplex der B-Vitamine, speziell B6, B9 und B12, die für die Funktion unseres Gehirns zuständig sind. Doch mit diesen meist bekannten Vitaminen ist es noch nicht getan, es gibt rund 40 lebensnotwendige Vitamine, Spurenelemente und Mineralien, die Sie benötigen. Um alle diese Nährstoffe in der richtigen Menge vollständig zu sich zu nehmen, bräuchten Sie einen Diätologen und zudem einen Sternekoch zu Hause, der Ihnen aus biologisch hergestellten Nahrungsmitteln auf Sie abgestimmte Gerichte zaubert, die exakt all das enthalten, was Sie benötigen. Doch es gibt andere Wege.

Vor neun Jahren habe ich mich intensiv mit orthomolekularer Medizin beschäftigt. Die orthomolekulare Medizin konzentriert sich auf die Wiederherstellung und Erhaltung der Gesundheit durch den Einsatz natürlicher Substanzen wie Vitamine, Mineralien, Aminosäuren und anderer essenzieller Nährstoffe. Bei meinen Studien habe ich herausgefunden, dass wir Menschen mittlerweile Nahrungsergänzungsmittel benötigen, um gesund zu bleiben und zu werden. Doch geben Sie einmal den Begriff Nahrungsergänzungsmittel bei einer Internetrecherche ein oder fragen Sie jemanden danach, was er davon hält. Die meisten Menschen werden eher skeptisch reagieren, und im Internet finden Sie zahlreiche Negativmeldungen rund um dieses Thema.

Ich wollte es aber genauer wissen. Was ist dran an den Vorurteilen? Gibt es tatsächlich Nachteile? Während meines Studiums und durch die unglaublichen Erfahrungen, die ich seitdem machen durfte, bin ich zu dem Schluss gekommen, dass Nahrungsergänzungen mittlerweile ein Muss sind.

Lassen Sie uns einmal genau hinschauen, welche Vorurteile es gibt und ob diese berechtigt sind.

Vitamine können Sie über die Nahrung nicht überdosieren, die uns standardmäßig im Supermarkt angeboten wird.

Wenn Sie aber Nahrungsergänzungsmittel benutzen, dann sollten Sie die auf den Mitteln angegebenen Mengen zuerst einmal nicht überschreiten. Überschreiten Sie diese doch, hat dies in den meisten Fällen keine negative Konsequenz. Nehmen Sie zu viele Vitamine auf, dann werden diese über die Nebennieren wieder ausgeschieden. Die Vitamine E und A können in einer Überdosierung zwar zu Kopfschmerzen und Durchfall führen, doch auch das geht vorbei. Auch bei dem in den letzten Jahren immer mehr beachteten Vitamin D gibt es zahlreiche Negativmeldungen, die viele Menschen davon abhalten, dieses wichtige Vitamin, das auch Sonnenvitamin genannt wird, als Nahrungsergänzung zu sich zu nehmen. Vitamin D wird vom Körper selbst gebildet, wenn Sie sich in den Sommermonaten, also zwischen Mai und September, täglich zwischen 11:00 und 15:00 Uhr etwa eine halbe Stunde mit unbedeckten Armen, unbedecktem Gesicht und oberen Brustbereich bzw. Dekolleté in der Sonne aufhalten. Damit laden Sie ungefähr 10 000 Internationale Einheiten an Vitamin D auf. Unser Körper kann diese Einheiten allerdings nicht speichern und in unseren Breitengraden steht die Sonne im Winter meist zu tief dafür, dass unser Körper effektiv ausreichend Vitamin D bilden kann.

Haben Sie zu wenig Vitamin D im Körper, kann das eine Winterdepression zur Folge haben. Deshalb sollten Sie Ihrem Körper täglich Vitamin D zuführen, wie viele weitere Vitamine auch. Das Deutsche Krebsforschungszentrum in Heidelberg hat herausgefunden, dass es rund 30 % weniger Krebspatienten gäbe, wenn jeder Mensch zusätzlich Vitamin D bekäme. Leider ist diese Meldung aus dem Internet verschwunden.

Die Deutsche Gesellschaft für Ernährung empfiehlt mittlerweile, dass Erwachsene mindestens 20 µg (800 IE) Vitamin D pro Tag zu sich nehmen. Das ist aus meiner Sicht eine absolute Minimaldosis. Ich nehme jeden Tag 4000 IE (Internationale Einheiten) und kenne sogar Menschen, die regelmäßig 10 000 IE einnehmen, und das ohne jegliche Nebenwirkungen – nein, das stimmt nicht, sie haben Nebenwirkungen: Sie sind nie krank. Allerdings würde ich niemandem 10 000 IE pro Tag offiziell empfehlen.

Die Empfehlungen der Deutschen Gesellschaft für Ernährung (DGE) sind Minimalempfehlungen. Bei Vitamin C empfiehlt die Deutsche Gesellschaft für Ernährung eine

Einnahme von 100 Milligramm täglich. Damit schützen Sie sich vor der Vitamin-C-Mangelkrankheit Skorbut, aber nicht viel mehr. Linus Pauling, ein US-amerikanischer Chemiker und mehrfacher Nobelpreisträger, nahm täglich 18 Gramm Vitamin C zu sich und wurde 93 Jahre alt. Solche Dosierungen sollten Sie natürlich nicht auf eigene Faust einnehmen, sondern mit dem Arzt Ihres Vertrauens besprechen. Doch bedenken Sie: Die Empfehlungen der Deutschen Gesellschaft für Ernährung sind auf eine „ausreichende" Versorgung ausgelegt. Was bedeutet „ausreichend" in der Schule? Richtig, eine Stufe vor mangelhaft. Und damit meine ich nicht nur die Versorgung mit Vitaminen oder Mineralstoffen.

## Die Ernährungspyramide – bröckelt sie?

Derzeit empfiehlt die Deutsche Gesellschaft für Ernährung außerdem eine kohlenhydratlastige Ernährung. Laut der DGE sind Kohlenhydrate ein wesentlicher Bestandteil einer gesunden Ernährung und sollten etwa 45–65 % der insgesamt aufgenommenen Kalorien ausmachen. Die Kritik an den Ernährungsempfehlungen der Deutschen Gesellschaft für Ernährung hat allerdings in den letzten Jahren zugenommen. Es wurde argumentiert, dass die Ratschläge der DGE nicht auf aktuellen wissenschaftlichen Erkenntnissen beruhen und nicht auf unsere Körper und unsere derzeitige Lebensweise abgestimmt sind. Wir sitzen heute viel mehr als früher und bewegen uns leider zu wenig.

Selbstverständlich sind Kohlenhydrate wichtige Energiequellen der menschlichen Ernährung, vor allem, weil sie schnell verdaut und in den Blutkreislauf aufgenommen werden können. Sie liefern uns schnelle Energie. Doch zu viele Kohlenhydrate, insbesondere aus stark verarbeiteten und raffinierten Lebensmitteln, die viel Zucker enthalten, führen zu einem übermäßigen Anstieg des Blutzuckerspiegels, der die Bauchspeicheldrüse dazu veranlasst, Insulin auszuschütten. Insulin stimuliert die Aufnahme von Glukose in die Zellen – das gibt uns Energie –, fördert aber auch die Fettspeicherung. Ein hoher Insulinspiegel kann im Laufe der Zeit zu einer Resistenz des Körpers führen, die wiederum Fettleibigkeit und andere Gesundheitsprobleme zur Folge haben kann.

Achten Sie also darauf, zum einen nicht übermäßig viele Kohlenhydrate zu sich zu nehmen und andererseits gesunde Kohlenhydrate zu wählen. Gesunde Kohlenhydrate sind komplexe Kohlenhydrate, die den Körper mit wichtigen Nährstoffen und Energie versorgen. Dazu gehören Vollkornprodukte, Hülsenfrüchte, Obst und Gemüse. Doch damit ist es noch nicht getan. Ein weiterer wichtiger Bestandteil Ihrer Ernährung muss unbedingt Eiweiß sein.

Eiweiß ist für eine gute Gesundheit unerlässlich und spielt eine wichtige Rolle bei vielen Körperfunktionen. Es hilft beim Aufbau und der Reparatur von Muskeln, Knochen, Haut und anderen Geweben. Eiweiß kann auch zur Regulierung von Hormonen und Enzymen beitragen.

Außerdem liefern Proteine (ein anderes Wort für Eiweiße) Energie, wenn Glukose – die Hauptbrennstoffquelle des Körpers – aufgebraucht ist. Eine Ernährung, die viel mageres Eiweiß enthält, kann bei der Gewichtsabnahme und Aufrechterhaltung eines gesunden Gewichts helfen, da es zu einem längeren Sättigungsgefühl beiträgt. Der Verzehr von Lebensmitteln mit hohem Proteingehalt kann auch zur Senkung des Cholesterinspiegels und Verbesserung der allgemeinen Herzgesundheit beitragen. Aus diesen Gründen ist es wichtig, dass unsere Ernährung ausreichend Eiweiß enthält. Die empfohlene tägliche Proteinzufuhr für Erwachsene sollte rund 1,0 Gramm pro Kilogramm Körpergewicht betragen. Bei einem höheren Maß an körperlicher Aktivität, wie beispielsweise Muskeltraining, kann der Bedarf sogar noch höher liegen. Ich persönlich nehme pflanzliches Eiweiß in Bio-Qualität zu mir. Die meisten meiner Seminarteilnehmer machen das mittlerweile auch, und was soll ich Ihnen sagen: Ihre Gesundheit hat sich signifikant verbessert. Sie erinnern sich: Die Lösungen liegen oft im EINFACHEN.

Viele Menschen wissen, dass sie sich schlecht ernähren. Es wird uns heutzutage sehr leicht gemacht, „Junkfood" zu uns zu nehmen. Süße Schokoriegel sind überall verfügbar. An jeder zweiten Ecke finden Sie ein Fastfood-Restaurant. Getränke, die vollgestopft sind mit Zucker, erhalten Sie in jedem Supermarkt in Übergröße. Schauen Sie doch einfach einmal, was in den Schulen im Pausenkiosk verkauft wird. Zucker, leere Kohlenhydrate und Salamibrötchen.

Doch kaum jemand weiß, dass Vitamin C, Vitamin D und Omega 3 lebensnotwendig sind. Omega 3 beispielsweise sorgen in Ihrem Körper dafür, dass Entzündungsprozesse eingedämmt werden, wenn Sie die richtige Dosierung wählen. Ich selbst nehme jeden Tag 2 Gramm EPA + DHA (Omega 3) zu mir. Sorgen Sie täglich für eine gute Omega-3-Quelle. So können sich Entzündungsprozesse im ganzen Körper reduzieren. Ein solcher Entzündungsprozess kann auch Krebs sein!

Vielen Menschen wird empfohlen, dass Sie aufgrund der benötigten Omega-3-Fettsäuren viel fettreichen Fisch, wie Lachs, essen sollen. Lachs ist allerdings auch ein Fisch mit einer sehr hohen Schadstoffbelastung. Die Verschmutzung des Lachses hat in den letzten Jahren zunehmend an Bedeutung gewonnen. Menschliche Aktivitäten, wie beispielsweise die Verbrennung fossiler Brennstoffe und von Abfall sowie die Herstellung und Freisetzung von Pestiziden, haben dazu geführt, dass der Lachs mit einer Reihe von giftigen Chemikalien wie Quecksilber, PCB und Dioxinen, aber auch Mikroplastik verunreinigt ist. Diese Verunreinigung kann bei Menschen, die den Lachs verzehren, schwerwiegende gesundheitliche Folgen haben, wie z. B. kognitive Beeinträchtigungen, Fortpflanzungsprobleme und Krebs. Wie lösen Sie nun dieses Dilemma? Recht einfach, denn Sie brauchen nicht den Fisch zu essen, um Omega 3 zu sich zu nehmen, sondern die Algen, die der Fisch frisst und die die benötigten Omega 3 enthalten. Damit erhalten auch Vegetarier und Veganer eine ausreichende Versorgung mit diesen essenziellen Nährstoffen.

Veganer und Vegetarier kommen aus meiner Sicht nicht umhin, dem Körper Nährstoffe und auch Eiweiß zuzuführen. Eiweiß in Fleischform zu sich zu nehmen ist für sie jedoch ein ethisches Problem, und dennoch brauchen sie die Aminosäuren im Eiweiß für ihre Gesunderhaltung. Es gibt viele verschiedene Eiweißformen, die unter anderem in Milch, Soja, Weizen, Eiern oder auch anderen Pflanzen enthalten sind. Es gibt beispielsweise Erbseneiweiß in reiner Form, das Sie in Mandelmilch einrühren können. Das mache ich jeden Morgen und decke damit schon einmal einen Großteil meines Eiweiß-Grundbedarfes in absolut reiner Form.

Vielleicht seufzen Sie gerade, denn natürlich möchten Sie Ihrem Körper etwas Gutes tun, ihm alle Nährstoffe zuführen und sich gesund ernähren. Doch was ist mit der heiß geliebten Pizza am Wochenende? Ich kann Sie beruhigen, diese dürfen Sie weiterhin essen, wenn Sie Nahrungsergänzungsmittel supplementieren. Sie sollten einfach darauf achten, was Sie essen. Das, was Ihnen fehlt, müssen Sie supplementieren, daran führt kein Weg vorbei.

Eine Ausnahme mache ich beim Thema Alkohol. Denn Alkohol ist ein Gift. Alkoholkonsum erhöht das Risiko für bestimmte Krebsarten, Herzkrankheiten und Leberzirrhosen.

Selbst mäßiger Alkoholkonsum erhöht das Risiko von Brustkrebs bei Frauen, von Bluthochdruck bei Männern und älteren Erwachsenen sowie vieler weiterer Krankheiten. Ist Ihr Körper gesund, kann er vielleicht noch mit geringen Mengen Alkohol umgehen. Sind Sie bereits krank, schwächt Alkoholkonsum Sie zusätzlich. Also lassen Sie die Finger davon und führen Sie sich nicht willentlich ein Gift zu.

Wir nehmen jeden Tag über 100 toxische Stoffe, meist unwissentlich, zu uns. In Haarshampoo, Körperpflegeprodukten etc. ist Mikroplastik enthalten. Die Aufnahme von Mikroplastik wird mit einer Beeinträchtigung des Immunsystems, Verdauungsproblemen und sogar Fortpflanzungsproblemen in Verbindung gebracht.

Dazu nehmen wir Medikamente, rauchen aktiv oder passiv, trinken Alkohol. Wir haben Stress und Bewegungsmangel. Also brauchen wir mehr Vitamine und mehr Mineralien, um diese Risikofaktoren auszugleichen, doch das Einzige, was die Schulmedizin uns gibt, sind Medikamente, die oftmals noch nicht einmal auf die Bedürfnisse des Menschen, der sie nimmt, abgestimmt sind. Es gibt zwar bei

Medikamenten einen Unterschied zwischen Erwachsenen- und Kinderdosierung, aber ob das Medikament von einem Mann oder einer Frau mit 50 oder 100 Kilo Gewicht eingenommen wird, ob es ein junger oder alter Mensch ist, der das runterschluckt, das interessiert kaum jemanden.

Wie schon erwähnt, braucht Ihr Körper unbedingt die 44 lebensnotwendigen Vitamine, Spurenelemente und Mineralien. Ist eines davon im Mangel, werden Sie krank. Ist eines gänzlich verschwunden, sterben Sie. Mein damaliger Professor würde jetzt sagen: Diese Tatsache ist nicht verhandelbar! Recht hat er!

## Systemische Ernährungsoptimierung

Kohlenhydrate, Eiweiße, Vitamine, Spurenelemente – und nun? Vielleicht fragen Sie sich auch gerade, wie Sie herausfinden sollen, was Sie genau brauchen.

Ich empfehle Ihnen für Ihre Gesundheitserhaltung beziehungsweise die Gesundheitswiederherstellung eine systemische Ernährungsoptimierung und die Nutzung orthomolekularer Medizin.

Die systemische Ernährungsoptimierung ist ein ganzheitlicher Ansatz zur Verbesserung von Gesundheit und Wohlbefinden, egal ob Sie bereits krank sind oder noch bei guter Gesundheit. Sie berücksichtigt die Gesamtbedürfnisse IHRES Körpers, anstatt sich nur auf einen Teilbereich oder bei Krankheit auf ein Symptom zu konzentrieren. Die systemische Ernährungsoptimierung konzentriert sich auf die Optimierung der Nährstoffzufuhr für eine optimale Gesundheit und ein allgemeines Wohlbefinden, indem die Ernährung strategisch an Ihren individuellen Bedürfnissen ausgerichtet wird.

In meinen Seminaren zeige ich den Teilnehmenden auf, wie Sie mit Unterstützung eine solche systemische Ernährungsoptimierung einfach und mit wenig Zeitaufwand durchführen können.

Leider scheiden sich beim Thema Ernährung, Ernährungsempfehlungen der DGE und insbesondere Nahrungsergänzungsmittel die Geister.

Ich gebe Ihnen in diesem Buch gerne meine Empfehlungen mit, mit denen ich seit Jahren erfolgreich arbeite. Entscheiden, ob Sie diesen folgen, müssen Sie selbst und natürlich weise ich nochmals darauf hin, dass die Empfehlungen dieses Buches keinen Besuch bei einem Arzt, Heilpraktiker, Therapeuten oder Ernährungsberater ersetzen können.

Doch ich möchte Sie ermuntern: Gehen Sie in die Diskussion! Nehmen Sie das Wissen aus diesem Buch und sprechen Sie mit dem Arzt oder Heilpraktiker Ihres Vertrauens. Hören Sie sich an, was diese Person zu sagen hat, und entscheiden Sie dann für sich, welchem Rat Sie folgen möchten. Ein weiterer Spruch aus meinen Büchern lautet: Jede Krankheit ist heilbar, aber nicht jeder Mensch.

Wir alle sind unterschiedlich. Wir alle haben unterschiedliche Vitalstoffräuber in uns. Stress, Medikamente, Kaffee, Zucker, Alkohol, Diäten – all das führt dazu, dass Ihr Körper Nährstoffe unterschiedlich gut verwerten kann. Deshalb erhalten Sie über die orthomolekulare Medizin das Dreifache der Dosis, die die Schulmedizin bzw. die Deutsche Gesellschaft für Ernährung vorschlägt.

Achten Sie darauf, was Sie zu sich nehmen und was Ihr Körper wirklich benötigt, um gesund zu werden und gesund zu bleiben. Eine mehr als ausreichende Nährstoffversorgung und systemische Ernährungsoptimierung, die individuell auf Sie mit all Ihren Bedürfnissen abgestimmt ist, unterstützt Sie dabei.

*Wenn du deiner Gesundheit zuhörst, wenn sie dir etwas flüstert, musst du ihr niemals beim Schreien zuhören.*

Laotse (Laozi, Lao-tsi, Laudse, Lao-tzu),
Philosoph – 600 Jahre v. Chr.

# Der Schlüssel zur Selbstheilung steckt von innen

Sie haben jeden Tag rund 70 000 Gedanken. Gedanken wandeln sich um in Gefühle. Daraus werden Worte und aus Worten Taten. Aus Taten werden Ihre Erfahrungen und daraus schaffen Sie Ihre Welt, Ihre Realität. Doch woher kommen diese Gedanken, die Ihr Leben bestimmen?

Viele davon werden durch Ihr Umfeld beeinflusst. Auf Ihr Umfeld zu achten heißt also, auf Ihre Gedanken und letztendlich auf Ihre Realität Einfluss zu nehmen. Dabei ist es wichtig, beide Gehirnhälften einzubeziehen. In unserer derzeitigen, verstandgesteuerten Welt denken wir mehr linkshirnig – logisch, analytisch, klar. Und das ist auch so gewünscht. Würden wir mehr rechtshirnig denken, also intuitiv, kreativ, „out of the box", würden wir in allen Bereichen unseres Lebens auf bessere Lösungen kommen. Viele Experten sind sich hier einig: Heilung findet in der rechten Gehirnhälfte statt. Hier verbirgt sich die Lösung für so einiges im Leben. Hier finden Sie auch den besagten Schlüssel. Die rechte Seite in Ihrem Kopf ist u. a. zuständig für:

**Kreativität, Vorstellungskraft, Gefühle, Musik, Tagträume, Farben und für das HIER und JETZT**. Leider denken wir aber hauptsächlich mit der linken Gehirnhälfte. Was ein Zufall aber auch. Ich bin Gott dankbar, dass mein kleines Team und ich bereits vor Jahren für eine bilaterale Hemisphären-Koordinierung (Gehirnhälften-Regulierung) eine Meditationssoftware entwickelt haben, die unsere Seminarteilnehmer in tiefer Entspannung zu einem gesunden Links-rechts-Gehirnausgleich führt. Der Erfolg ist nachvollziehbar.

Fangen Sie an, anders zu denken, erhalten Sie eine andere Realität. Stellen Sie sich nur einmal vor, Sie wechselten Ihren Job. Sofort entstehen in Ihrem Kopf andere Gedanken, denn Ihr Umfeld verändert sich. Sie erhalten andere Gefühle, müssen anders sprechen, anders handeln. Ihr Kopf entscheidet darüber, welche Realität Sie erfahren. Versuchen

Sie stets Ihre Alltagssituationen aus verschiedenen Blickwinkeln zu sehen. Versuchen Sie's. Fangen Sie JETZT damit an.

Wenn Sie sich diese Tatsache immer und immer wieder bewusst machen, kommen Sie von selbst auf die Lösung, dass nicht nur Ihr Alltag, also Ihre Realität, in Ihrem Kopf entschieden wird, sondern auch Heilung im Kopf beginnt!

---

*Die Macht der Gedanken ist eines der größten Geheimnisse des Universums und gleichzeitig meine größte Entdeckung. Wenn du negativ denkst, erhältst du negative Ergebnisse. Wenn du positiv denkst, erhältst du positive Ergebnisse. Dein Glaube führt dich zum Erfolg. Das ist ein einfaches Naturgesetz.*

Norman Vincent Peale, berühmter US-Theologe und Bestsellerautor (1898–1993)

---

Wir haben also jeden Tag rund 70 000 Gedanken (manche Kollegen sagen auch, es sind 80 000, doch die genaue Zahl ist gar nicht relevant, es sind auf jeden Fall viele). Wie schon erklärt, sind davon nur 3 % positiv. 27 % sind negativ und 70 % eigentlich unbedeutsam, zeigen aber trotzdem Wirkung im Unterbewusstsein. Allein an diesem Beispiel sehen Sie, dass es in unserer Gesellschaft mit unseren primär negativen oder unbedeutenden Gedanken völlig „logisch" ist, dass wir im Alter keine optimalen Voraussetzungen haben, glücklich und gesund am Ende des Lebens anzukommen. Aber genau dann würde ich mir diesen Zustand wünschen.

Die meisten von uns verbringen ihr gesamtes Leben mit negativen Gedanken. Sie haben das Potenzial verloren, vergessen oder vergraben, irgendwas positiv zu sehen, geschweige denn positiv zu denken. Sie sehen prinzipiell immer das Schwarze in allem. Irgendwann führt diese permanente Schwarzseherei unweigerlich zu negativen Ergebnissen. Doch wir können dem entgegenwirken.

Vorerst müssen wir uns dessen bewusst werden, dass ungefähr jeder dritte unserer Gedanken negativ ist. Doch warum ist das so?

Hier hilft uns ein Blick auf die Evolution. Versetzen Sie sich in die Zeit unserer Steinzeitvorfahren. Der Säbelzahntiger war eine Gefahr. Deshalb haben unsere Vorfahren sich nicht fröhlich winkend vor ihn gestellt (diejenigen, die das getan haben, waren definitiv nicht Ihre Vorfahren), sondern nachts den Stein vor die Höhle geschoben, damit „bloß nichts passiert". Evolutionsbedingt sind also negative Gedanken, Vorsicht und auch Ängste in unserem Hirnstamm verankert – und das aus gutem Grund. Heute gibt es keine Säbelzahntiger mehr, dafür aber reichlich Pendants: den schreienden Chef, die nervigen Nachbarn, wahrheitsverdrehende Social-Media-Kanäle, aber auch Kriege und lebensbedrohliche Krankheiten, die über Kontakte übertragen werden können. Hinzu kommen noch die Schreckensnachrichten, die wir stündlich in den Medien hören können. Das alles macht natürlich Angst und bringt uns dazu, ständig schlechte Gedanken zu produzieren.

Ich bin fest davon überzeugt, dass es seitens der Obrigkeiten so gewollt ist, dass wir durch Mobiltelefone, Social-Media-Kanäle und ständige Katastrophenmeldungen geistig beschäftigt werden. Denn damit leben wir im Außen, haben keinen Zugang mehr zu uns selbst, sind leicht zu steuern.

Früher hatten die Menschen nicht mit solch enormen Ablenkungen zu kämpfen. Vereinfacht gesagt, sind sie in sich gegangen, haben an ihre Heilung gedacht, sich von diesem Gedanken nicht abbringen lassen und sind genesen.

Doch wir denken unentwegt. Im Schnitt schießt uns jede Sekunde ein neuer Gedanke in unseren Denkapparat. Wir können uns kaum noch konzentrieren, auch nicht auf Heilung. Je mehr Gedanken Sie haben, je mehr Sie mit Ihrer linken Gehirnhälfte durch den Tag denken, desto weniger Chancen haben Sie, in sich selbst einzukehren. Aufgrund der fortschreitenden Digitalisierung kommen immer mehr und mehr Gedanken in unser Leben. Ständig gibt es etwas Neues, wir meinen, „up to date" sein zu müssen. Ein junger Mensch sieht täglich zwischen 140- und 160-mal pro Tag auf sein Handy. Je mehr Gedanken von außen auf uns einströmen, umso mehr davon sind leider auch negativ.

Doch die gute Nachricht ist – Sie sind diesen schlechten Gedanken nicht ausgeliefert! Sie wissen nun, dass ein Großteil Ihrer Gedanken negativ oder unbedeutend ist. Doch Sie wissen ebenfalls, dass Sie sich bewusst dafür entscheiden können, anders zu denken.

Probieren Sie es einmal aus. Ich habe für mich beispielsweise zwei wundervolle Orte in meinen Gedanken gespeichert, an die ich denke, wenn der heutige Säbelzahntiger wieder einmal zuschlagen möchte, ich also negative Gedanken habe. Anstatt also an den nervigen Telefonverkäufer (meinen Säbelzahntiger der Neuzeit) zu denken und ihn in Gedanken zu verfluchen, denke ich lieber an die wunderschöne Strandpromenade in Hörnum auf Sylt. Oder alternativ an die pittoreske Innenstadt von Heidelberg.

In einem Bruchteil von Sekunden bin ich abgelenkt von meinen negativen Gedanken. Wunderbar funktioniert auch die Stoppvariante. Sie stellen gedanklich ein Stoppschild, so, wie Sie es aus dem Straßenverkehr kennen, vor die schlechten Gedanken. Damit stoppen Sie zuerst die negativen Gedanken und leiten sie dann in positive um. Denken Sie an einen schönen Sommertag, an einen Tag am Strand, ein gutes Buch, einen Menschen, den Sie lieben, oder hören Sie die „FlowModus" Audiodatei. Der hilft mir immer.

Sie werden sehen, negative Gedanken können sich schnell verflüchtigen, wenn Sie positive Gedanken „darüberdenken". Die Dunkelheit hat auch keine Chance gegen das Licht. Lenken Sie sich ab. Denken Sie positiv. Erhöhen Sie Ihren „Positive-Gedanken-Prozentanteil" Schritt für Schritt. Das ist möglich, ich tue es jeden Tag und Sie können es auch. Denken Sie daran, jeder positive Gedanke bedeutet einen Schritt in Richtung Selbstheilung. Die Epigenetik (wissenschaftlicher Fachbereich der Biologie) zeigt uns das seit langer Zeit. Selbst dann, wenn Sie gar nicht wissentlich krank sind. Eines kann ich Ihnen versprechen: Schaden wird Ihnen positives Denken auf keinen Fall.

Im Gegenteil: Selbstheilung ist ein innerer Prozess, bei dem Sie auf einer tiefen Ebene einwilligen, wieder gesund zu werden. Nur positiv zu denken und gelegentlich den negativen Gedanken ein Stoppschild vor die Nase zu halten ist ein guter Anfang. Doch Sie müssen es auch wirklich wollen, mit jeder Faser Ihres Körpers, Ihrer Seele und Ihres Geistes. Und vor allem müssen Sie es FÜHLEN. Wenn Sie denken, was Sie fühlen, und fühlen, was Sie denken, aktivieren Sie Ihre Selbstheilungskräfte.

Gesundheit ist eine Entscheidung. Ohne bewusste Entscheidung gibt es keine Selbstheilung. Leider habe ich schon häufig erlebt, dass wir Menschen erst dann, wenn wir am höchsten Punkt des Leidens angelangt sind, bereit sind, etwas zu verändern. Und manchmal auch dann nicht.

## Angst- und Stressorenvermeidung

Warum wird jemand krank? Ich würde es gerne stündlich in meinen Seminaren sagen, nicht, weil das mein Lieblingssatz ist, sondern, weil das der wichtigste Satz ist, den ich jemals zusammengestellt habe – und Sie erhalten ihn nun zum Immer-wieder-Nachlesen in diesem Buch:

Wenn Sie krank werden, ist der Grund Stress.

Auch wenn Sie nicht mehr gesund werden, ist der Grund Stress. Wenn Sie also gesund werden oder gesund bleiben möchten, müssen Sie ein Konzept gegen diesen Auslöser haben, und zwar die Angst- und Stressorenvermeidung. Wer diesen Fakt in der heutigen Zeit wirklich noch nicht verstanden hat, hat schon verloren.

Die Angst- und Stressorenvermeidung ist die wichtigste Maßnahme gegen Krankheit überhaupt. Das hört sich jetzt vielleicht unglaublich an, das ist mir bewusst, doch durch meine jahrzehntelange Arbeit mit Seminarteilnehmern und schwer kranken Menschen bin ich bereits Hunderte

Mal genau zu diesem Ergebnis gekommen: Hinter jeder Krankheit steckt letztendlich Stress. Angst und Stress lösen im Körper das Hormon Cortisol aus. In geringer Dosis ist Cortisol sogar nützlich. Sie ahnen es schon: Zu viel davon ist schädlich. Cortisol ist für viele Reaktionen im Körper verantwortlich. Zwei davon sollten uns allerdings interessieren. Das Stresshormon schadet unserem Gehirn (Hippocampus) und fährt unser Immunsystem herunter. Ohne das Immunsystem keine Gesundheit. D. h., wir laufen Gefahr, krank zu werden.

Stress haben wir alle. Oft schon sehr früh in unserem Leben. Da geht es vom Kindergarten in die Frühförderung, zum Fußballtraining, danach in die musikalische Früherziehung und vom Englisch-Spielkreis hin zum minutiös durchgeplanten Kindergeburtstag. Kinder stecken den Stress noch recht gut weg, weil sie viel im Moment leben, doch als Erwachsene gelangen wir immer tiefer in den Stress-Teufelskreis. Wir denken ständig an morgen, an das, was noch zu erledigen ist, und ärgern uns zudem über

Vergangenes (was völlig unsinnig ist, da wir es sowieso nicht mehr ändern können). All das verursacht Stress.

Während wir Stress haben, passiert etwas in uns. Wir entwickeln in jedem Moment, also sogar während Sie diese Zeilen lesen, möglicherweise Krebs. Wenn wir geboren werden, bekommen die meisten von uns in den Genen bereits ein bis drei Krebsarten von ihren Eltern mit. Allerdings ist das in der Regel nicht schlimm, wenn Ihr Immunsystem funktioniert.

Wenn Sie als Erwachsener allerdings Stress haben, weil Sie zum Beispiel mit einer schweren Diagnose (Schockdiagnose) konfrontiert wurden, dann denken Sie nur noch an den Tod, malen sich detailliert die unangenehme Therapie aus, stellen sich die Schmerzen vor – und genau das führt zu noch mehr Stress. Der besagte Stress-Teufelskreis hat seinen Anfang genommen.

Stress zu vermeiden sollte also in unserem ureigensten Interesse liegen, auch wenn dies sicher nicht zu 100 % möglich ist. Sie müssen trotzdem oder gerade deshalb dafür sorgen, dass möglichst viele der Stressoren und Dinge, die Ihnen Angst einflößen und Stress verursachen, aus Ihrem Leben verschwinden.

Das kann auf verschiedenste Arten geschehen. Sie können vielleicht Ihre Einstellung zu manchen Dingen ändern, die Sie beschäftigen. Sie können lernen, entspannter mit Situationen umzugehen, auf die Sie keinen oder nur wenig Einfluss haben.

Ängste sind häufig in Menschen sehr, sehr tief verwurzelt. Wir brauchen eine gewisse Art von Angst. Sie ist wichtig, sonst hätten auch unsere Vorfahren nicht überlebt, denken Sie an den Säbelzahntiger. Und gerne noch mal: Um bei Ängsten eine sinnvolle Reaktion zu zeigen (beispielsweise Flucht oder Kampf), müssen wir Menschen Cortisol freisetzen – aber nur bis zu einem bestimmten Punkt. Im Laufe der Zeit haben wir allerdings verlernt, unsere Ängste und Stressoren zu regulieren, deshalb setzen viele von uns heutzutage praktisch ununterbrochen Cortisol frei. Und das mit schweren Nebenwirkungen.

Doch Sie haben es in der Hand, wie Sie auf Situationen reagieren, und können Ihre Reaktionen trainieren.

Stellen Sie sich beispielsweise vor, dass jemand Sie beleidigt. Jetzt können Sie sich ärgern, toben und fluchen und Ihr negatives Gedankenkarussell nähren. Doch Sie können auch anders reagieren, indem Sie Ihre Gedanken kontrollieren. Vielleicht denken Sie sich, dass der Mensch, der Sie beleidigt hat, selbst üble Probleme hat. Vielleicht beziehen Sie die Beleidigung nicht auf sich, sondern entscheiden sich, diese an sich abprallen zu lassen. Sie entscheiden, wie Sie Ihre Gedankengänge bewerten.

Manchmal dauert es Jahre, eine solche Gedankenumkehr zu trainieren, doch ich verspreche Ihnen: Mit täglichem Training wird es irgendwann einmal besser. Auch die negativen Gedanken über zukünftige Dinge, die Sie sich ausmalen, treffen in der Regel nie ein. Warum also negativ über etwas nachdenken, was vermutlich ohnehin nie passiert? Wenn Sie sich dessen bewusst sind und es schaffen, sich täglich mehr und mehr von negativen Gedanken zu lösen, dann sind Sie auf einem sehr guten Weg.

Doch noch einmal zurück zum Stress. Ich bin, wie bereits erwähnt, fest davon überzeugt, dass die Ursache von schweren Krankheiten ganz oft im Stress liegt. Wenn Sie Stress haben, setzen Sie Cortisol und Adrenalin frei. Wie bereits angesprochen, zerstört dies auf Dauer Ihr Immunsystem und sogar Ihren Hippocampus, einen wichtigen Teil unseres limbischen Systems im Gehirn, der verantwortlich ist für die Regulation unserer Emotionen, aber auch für Lernprozesse und das Bilden und Wiedergeben von Erlerntem.

Alles, was Sie tagsüber erleben, geht über die Amygdala in den Hippocampus und dort wird entschieden, ob es wichtig ist oder nicht und ob es gespeichert wird. Wenn ein Übermaß an Cortisol den Hippocampus vernichtet, kann dieser Vorgang der Bewertung nicht mehr stattfinden.

Mittlerweile setzen wir allerdings von morgens bis nachts Cortisol frei, das vernichtet nach und nach unser Immunsystem. Haben wir allerdings kein funktionierendes Immunsystem mehr, dann werden wir krank.

Früher war Cortisol überlebenswichtig. Es hat unseren Vorfahren ermöglicht, vor Gefahren zu fliehen. In Gefahrensituationen hat Cortisol dafür gesorgt, dass keine überflüssige Energie für Dinge im Körper verwendet wurde, die gerade nicht notwendig war (etwa Harndrang). Wenn der Säbelzahntiger vor der Höhle stand, haben unsere Vorfahren die Beine in die Hand genommen und sind nicht erst mit einem Feigenblatt bewaffnet seelenruhig zur Steinzeit-Toilette spaziert. Nein, ihr dringendes Bedürfnis war es, davonzurennen. Das ist heute auch noch so, wenn Sie in entsprechende Situationen kommen, die eine Flucht erfordern. Allerdings steigt unser Cortisolspiegel[6] in der heutigen Zeit in den seltensten Fällen deshalb, weil wir flüchten müssen, sondern, weil wir permanent gefragt sind, gefordert sind, leisten müssen.

Deshalb ist es wichtig, dass Sie Ihren Cortisolpegel wieder herunterfahren, sobald die Gefahr vorbei ist. Wenn Ihr Telefon also dreimal geklingelt hat, der Chef Sie zweimal

6 Cortisol wird sogar medizinisch genutzt, wenn das Immunsystem „im Weg ist“. Bei Organtransplantationen wird Cortisol bewusst gespritzt, damit das Immunsystem herunterfährt und das neue Organ nicht angreift.

angeraunzt hat und die Kollegen Ihnen auch noch was auf den Tisch gelegt haben, dann brauchen Sie eine Pause.

Gehen Sie um den Block, hören Sie sich positive Affirmationen an, setzen Sie sich in Ihr Auto und schließen Sie die Augen. Machen Sie etwas, was Ihnen guttut, danach geht es wieder weiter, dann ist das Cortisol etwas abgebaut. Und wenn Sie abends nach Hause kommen, dann sollten Sie etwas machen, was noch mehr Cortisol abbaut. Bewegung wäre dafür die beste Methode, am besten im Wald. Gehen Sie mit Stöcken, bevorzugt allein, durch den Wald. Die Stöcke entlasten die Gelenke. Hören Sie danach zu Hause eine halbe Stunde Musik. Ein großartiges Gespräch oder eine angeregte Diskussion können ebenfalls hilfreich sein.

Das oberste Ziel bei der Angst- und Stressorenvermeidung sollte sein, maximales Wohlbefinden zu erreichen. Wie Sie dazu kommen, ist eine sehr individuelle Entscheidung.

In meinen Seminaren arbeite ich mittlerweile mit verschiedensten Geräten zur Entschleunigung. Geräte, die Schwingungen auslösen, lösen gleichzeitig den Stress. Seit etwa 30 000 Jahren existiert unser Gehirn in der heutigen Form und der Mensch besteht aus 70 Billionen einzelner Zellen. Zellen bestehen aus Molekülen und Moleküle bestehen aus Atomen, die ständig in Bewegung sind. Die Atome bestehen aus Neutronen und Protonen, die den Atomkern bilden und von Elektronen umkreist werden. Alles in uns schwingt und diese Kenntnis und darauf aufbauende Methoden zur Entschleunigung und zum Stressabbau gebe ich gerne in meinen Seminaren weiter.

Mehr dazu erfahren Sie hier:
https://www.lebenohnekrankheit.de/seminare-1/

## 8 Hz sind das Tor zum Unterbewusstsein

Um die Möglichkeit von Schwingungen zur Erhaltung Ihrer Gesundheit zu nutzen, müssen Sie nicht erst krank werden. Damit beispielsweise musikalische Klänge optimal wirken können, sollten diese auf eine Gehirnfrequenz von 7,83 bis 8 Hertz eingestellt sein. Viele Neurowissenschaftler sind sich einig, dass diese Frequenz das Tor zum Unterbewusstsein ist. Schon nach sieben bis zehn Minuten Musikhören mit dieser Frequenz sind Sie entschleunigt, Affirmationen verankern sich zügig in Ihrem Unterbewusstsein und können so optimal zur Wirkung kommen.

Unser Gehirn hat insgesamt fünf Frequenzbereiche. Während Alpha mit einer Frequenz von 8 bis 14 Hertz in der Mitte liegt, treten Theta-Wellen zwischen 4 und 7 Hertz auf, wenn wir schlafen, meditieren oder in einen sehr kreativen Prozess versunken sind. Dieser Frequenzbereich ist ebenfalls für die Einschlafphase wichtig, damit wir die Ereignisse des Tages verarbeiten können.

Noch eine Stufe tiefer liegen Delta-Wellen zwischen 0,5 und 3 Hertz. Wir erleben diese Wellen zwar regelmäßig, aber nicht bewusst, weil wir uns dann im traumlosen Tiefschlaf befinden.

Aktiver als die Alpha-Frequenz sind Beta-Wellen zwischen 15 und 37 Hertz. Das bedeutet, wir sind wach und konzentriert. Allerdings kann ein dauerhaftes Verweilen in dieser Frequenz auch bedeuten, dass wir von Angst, Nervosität und Selbstzweifeln geplagt werden.

Die höchste Frequenz haben Gamma-Wellen zwischen 38 und 100 Hz. Das heißt, wir laufen zur Höchstleistung auf, sind komplett aufnahmefähig. Es kann auch bedeuten, dass wir uns in einem emotionalen Ausnahmezustand befinden, weil wir beispielsweise auf einer Bühne vor 250 Leuten sprechen oder gerade eine schlimme Auseinandersetzung hinter uns haben.

Die Shoeman-Frequenz, die auch „Herzschlag der Erde" genannt wird, ist ebenfalls eine Frequenz, die den Menschen auf einer emotionalen Ebene beeinflusst. Sie wurde von

Dr. Colin Shoeman in den 1950er-Jahren entdeckt und schwingt vermutlich bei einer Frequenz von 7,83 Hertz, die nahe dem Alpha-Gehirnwellenzustand liegt. Diese Frequenz wird mit Gefühlen der Ruhe, Klarheit und Konzentration in Verbindung gebracht.

Der Shoeman-Frequenz wird eine beruhigende Wirkung auf den Menschen zugeschrieben, und es wird angenommen, dass sie die Konzentration und den Fokus verbessern kann.

Mit der Flow-Modus Audiodatei hören Sie 8-Hertz-Affirmationen, die von einer angenehmen Stimme eingesprochen wurden. Erinnern Sie sich: Eine Affirmation ist ein positiv formulierter Glaubenssatz. Hier ein Beispiel, was Sie in der Audiodatei erwartet: „Ich atme tief, ruhig und entspannt. Ich fühle, wie es mir immer besser und besser geht."

Wenn Sie diese positiv formulierten Glaubenssätze jetzt lesen, haben sie keine Bedeutung, weil Ihre Gehirnfrequenz beim Lesen dieses Buches in der Regel zwischen 16 und 20 Hertz beträgt. Ihr Gehirn kann die Affirmation zwar lesen, aber nichts damit anfangen. Doch hören Sie die Affirmation im richtigen Zustand, also bei etwa 8 Hertz, dann dringt sie direkt in Ihr Unterbewusstsein ein und verankert sich dort.

---

> *Ich glaube, dass Heilen durch geistige Methoden eine Zukunft ungeahnter Möglichkeiten hat. Voller Entsetzen stelle ich fest, dass es so ein beschränktes Wissen zu Heilmethoden gibt. Irgendwann wird es kaum noch Raum für althergebrachte Arzneimittel geben. Ich habe festgestellt, dass der Mensch unglaubliche Energie freisetzen kann, die ich nicht anders als göttlich bezeichnen kann.*
>
> *C. G. Jung, Schweizer Psychiater und Begründer der analytischen Psychologie (1875–1961)*

---

Es gibt eine sehr wertvolle Affirmation, die über 150 Jahre alt ist und von einem Apotheker, einem Zeitgenossen von Sigmund Freud, erfunden wurde. Er hatte festgestellt, dass, wenn er seinen Kunden einen positiven Kommentar zur Medizin mitgab, dieser die Wirkung des Medikamentes verstärkte. Und so hat er mit seinen Kunden die Autosuggestion begründet: „Von Tag zu Tag wird mein Immunsystem stärker und stärker."

Doch Achtung – die Inhalte der Audiodatei ersetzen keinen Arztbesuch. Wenn Sie an einer Krankheit leiden, können diese Musik und ihre Affirmationen für Sie allerdings eine Begleitung zur Schulmedizin darstellen. Wenn Sie gesund sind, hilft Ihnen diese Audiodatei[7] garantiert, in Ihre natürliche Lebensbalance zu kommen und so stressbedingten Krankheiten vorzubeugen.

Ich nehme Sie mit auf eine Entdeckungsreise in die Zukunft.

7 Einen Auszug aus den Texten der „FlowModus"-Audiodatei erhalten Sie im Anhang. Unter folgender Webadresse sichern Sie sich Ihr Exemplar – völlig kostenfrei: https://www.lebenohnekrankheit.de/kostenfreie-cd/

## Nutzen Sie die Zukunft!

Die Zukunft hat bereits begonnen. Künstliche Intelligenzen, die schriftlich mit uns kommunizieren, ohne dass wir es bemerken, das Metaverse, in dem wir Welten entdecken können, ohne das Haus zu verlassen, oder selbstfahrende Autos, die auf unsere Stimme hören – all das ist bereits Realität. Und auch wenn ich in diesem Buch viel über antikes Wissen schreibe, möchte ich Ihnen auch empfehlen, neueste Erkenntnisse aus Forschung und Wissenschaft für sich zu nutzen. Die Mischung macht es.

In meinen Seminaren stelle ich beispielsweise den Teilnehmenden eine Virtual-Reality-(VR)-Brille vor, durch deren Nutzung Heilungsprogramme in Körper, Geist und auch Seele angestoßen werden können.

Wie Sie bereits erfahren haben, arbeite ich häufig mit Krebspatienten. Viele von ihnen sind nach ihrer sehr endgültigen Diagnose nicht nur geschockt, sondern paralysiert. Nicht selten passiert es, dass sie ihren Alltag nicht mehr bewältigen können, selbst dann, wenn sie körperlich dazu noch in der Lage sind. Nein, ihr Geist hat aufgegeben. Sie denken (oder glauben zu wissen), dass sie sterben werden. Ihre Motivation zu leben schwindet von Tag zu Tag mehr. Viele von ihnen geben sich völlig auf. Körperliche Symptome folgen. Die Patienten sitzen im Rollstuhl, jede Bewegung wird zur Qual oder sie werden bettlägerig.

In einer solchen Situation Heilungsimpulse anzustoßen ist nicht trivial – und genau an dieser Stelle kann modernste Technik unterstützen.

VR-Brillen sind, kurz beschrieben, kopfgetragene Displays, die es dem Benutzer ermöglichen, eine simulierte 3-D-Umgebung zu erkunden und sogar mit ihr zu interagieren. Sie nutzen fortschrittliche Optik, Sensoren und Grafikverarbeitungstechnologie, um ein immersives Erlebnis zu schaffen. Nutzer solcher Brillen können vollständig in die virtuelle Realität eintauchen.

Stellen Sie sich einen Krebspatienten vor, der teilnahmslos und mobilitätseingeschränkt in einem Krankenzimmer liegt.

Diese Person erhält nun eine VR-Brille und ist von einem Moment auf den anderen im Wald, mit allen dazugehörigen Geräuschen. Der Wind rauscht durch die Blätter, in der Ferne rauscht ein Bachlauf, die Vögel zwitschern und die Sonne blitzt durch die Äste der Bäume.

Unser Gehirn hat sich im Laufe der Zeit so entwickelt, dass es Geschichten und soziale Anhaltspunkte verarbeitet, d. h., es ist von Natur aus darauf eingestellt, auf Ereignisse und Erfahrungen in einer narrativen Form zu reagieren. Unser Gehirn liebt Geschichten! Vielleicht haben Sie schon selbst erfahren, dass Sie sich reine Fakten schlecht merken können. Werden uns diese in Geschichtenform erzählt, bleiben sie viel besser im Gedächtnis. Doch diese Herangehensweise unseres Gehirns bedeutet, dass es ihm oft schwerfällt, zwischen Realität und Fiktion zu unterscheiden; unser Gehirn ist nicht in der Lage, zwischen dem, was tatsächlich passiert ist, und dem, was wir in unserer Vorstellung erleben, zu unterscheiden. Wir denken vielleicht an etwas und sehen es als real an, obwohl es nur ein Hirngespinst ist, oder reagieren emotional auf etwas, das gar nicht existiert.

Genau diese Funktionsweise machen wir uns für die Selbstheilung zunutze.

Der Aufenthalt in der Natur ist ein wirksames Mittel, um zu heilen und sich zu erneuern. Unser Körper hat sich so entwickelt, dass er auf die natürliche Umgebung angewiesen ist. Zahlreiche Studien zeigen, dass ein Aufenthalt im Freien Stress, Depressionen, Ängste und sogar körperliche Schmerzen verringern kann. Darüber hinaus wird die Nähe zur Natur mit erhöhter Kreativität, Produktivität und verbesserter kognitiver Leistung in Verbindung gebracht.

Doch nicht nur das: Das Erleben der Schönheit der Natur kann Gefühle von Freude, Harmonie und sogar spiritueller Verbundenheit fördern. Wenn Sie also hinaus in die Natur gehen können, dann nutzen Sie diese Gelegenheit, wann immer es möglich ist – virtuell oder real.

Ein realer Ausflug in die Natur ist noch wirkungsvoller als ein virtueller, denn dann nehmen Sie sie mit allen Sinnen wahr, also auch mit dem Geruchs- und Tastsinn, und profitieren zudem noch von gesundheitsfördernden Substanzen, von denen es im Wald nur so wimmelt. Die häufigsten Stoffe, die man im Wald findet, sind Phytonährstoffe, Antioxidantien und ätherische Öle. Phytonährstoffe, also Pflanzenchemikalien, spielen eine wichtige Rolle beim Schutz der Pflanzen vor Krankheiten und Stress. Antioxidantien helfen, schädliche Verbindungen zu neutralisieren, die Zellen schädigen und Entzündungen verursachen können. Schließlich bieten ätherische Öle zahlreiche Vorteile wie Stressabbau und Stärkung des Immunsystems. All diese Stoffe können dazu beitragen, die Gesundheit von Menschen, die sich in einem Wald aufhalten, zu fördern.

Ein Spaziergang im Wald lohnt sich also auf jeden Fall. Sofern dieser nicht mehr im „Real Life", also im realen Leben, möglich ist, ist der virtuelle Aufenthalt eine unbedingt ernst zu nehmende Alternative. Körper und auch Geist erinnern sich und selbst dann, wenn jemand nicht mehr in der Realität im Wald sein kann, sondern ausschließlich virtuell, profitiert diese Person von den ausgelösten Heilungsimpulsen.

Nicht nur kranke Menschen, sondern auch Senioren in Altersheimen können von virtueller Realität profitieren.

Sie kann ihnen eine sichere, anregende Umgebung bieten, in der sie die Welt um sich herum erkunden und sich mit ihr auseinandersetzen können, ohne ihr sicheres Umfeld verlassen zu müssen. Die interaktive Natur der virtuellen Realität kann dazu beitragen, dass Senioren sich weniger isoliert und einsam fühlen, und auch zur Behandlung von Demenzsymptomen bei älteren Erwachsenen eingesetzt werden.

Die Teilnehmenden an meinen Seminaren erhalten nicht nur einen Einblick in die Möglichkeiten der virtuellen Realität zum Setzen von Heilungsimpulsen und zum Stressabbau, sondern viele weitere „Tools", also Gerätschaften, an die Hand, mit denen sie Thymusdrüse und Vagusnerv aktivieren können.

Eines meiner Lieblingstools ist eine Farbtherapiebrille. Diese Brille koordiniert nicht nur Ihre Gehirnhälften, sondern sorgt auch für enormen Stressabbau. Sie erinnern sich: Unser logischer, analytischer Verstand nutzt heutzutage vermehrt die linke Hirnhälfte. Doch um unser volles geistiges Potenzial auszuschöpfen, müssen wir beide

Gehirnhälften zu möglichst gleichen Teilen nutzen. Durch spezielle Programme der Farbtherapiebrille ist es möglich, die Gehirnhälften in kürzester Zeit zu synchronisieren. Danach treffen Sie ganzheitlichere Entscheidungen. Denn nur Logik bringt uns manchmal nicht weiter.

Doch diese Brille kann noch viel mehr.

Als Sie noch bei Ihrer Mutter im Mutterleib waren, haben Sie nach dem dritten, vierten Monat die Augen geöffnet. Als Baby haben Sie die Welt durch den Bauch Ihrer Mutter violett gesehen, sobald sie im Freien war. Sie fühlten sich sicher, geborgen und genährt. Stress kannten Sie damals noch nicht. Die Brille simuliert unter anderem diesen Farbton – das sorgt für schnellen Stressabbau.

Manche der Teilnehmenden lieben es, in gelbes Licht zu sehen. Sie sagen mir dann oft: „Es hat sich angefühlt, als ob ich in der Sonne liege." Erinnern Sie sich an das letzte Mal, als Sie mit geschlossenen Augen entspannt die Sonne genossen haben? Gerade als ich diese Zeilen schreibe, regnet es draußen in Strömen. Ich denke, ich werde gleich meine elektronische Sichtfeldbrille aufsetzen und mich in sonnige Stimmung versetzen. Denn die reine Vorstellung an die Sonne macht mir zwar schon gute Laune, doch wenn ich mit der Brille meinem Gehirn vorgaukele, dass ich tatsächlich in der Sonne sitze, werden mein Verstand und auch mein Körper reagieren. Wissen Sie noch? Unser Gehirn kann Realität und Fiktion nicht unterscheiden.

Wenn Sie mehr über diese Tools erfahren möchten, lade ich Sie herzlich ein, eines meiner Seminare zu besuchen. Hier erfahren Sie mehr über mein Angebot: https://www.lebenohnekrankheit.de/seminare-1/

Nun geht es weiter mit einem vermeintlich schläfrigen Thema, das jedoch weitaus mehr ist als das, wonach es aussieht: Ihrem Schlaf.

## Die Bedeutung von acht Stunden Schlaf

Schlafen Sie gut? Hand aufs Herz – konnten Sie diese Frage aus vollem Herzen bejahen? Oder haben Sie gezögert? Eine 2018 vom Deutschen Institut für Ernährungsforschung durchgeführte Studie ergab, dass jeder dritte erwachsene Deutsche unter Schlafmangel leidet, wobei die durchschnittliche nächtliche Schlafdauer bei 6,8 Stunden pro Tag lag. Das ist viel zu wenig!

Ihr Gehirn und auch Ihr Körper benötigen Schlaf, und zwar mindestens acht Stunden. Und jetzt noch einmal Hand aufs Herz: Schlafen Sie genug?

Diese acht Stunden habe ich mir nicht ausgedacht. Sie haben einen handfesten Grund, denn nach der siebten Stunde Schlaf passiert in Ihrem Gehirn etwas ganz Besonderes: Ihr Gehirn wird während des Schlafens kleiner. Das ist in diesem Fall nicht schlecht, sondern gut, denn Ihr Gehirn spült quasi nach sieben Stunden Schlaf Alzheimer verursachende Stoffe aus dem Gehirn. Acht Stunden Schlaf bieten Ihnen einen natürlichen Schutz vor Alzheimer. Wenn das kein Grund ist, länger zu schlafen, dann habe ich im Verlauf des Kapitels noch weitere für Sie.

Guter Schlaf beginnt schon vor dem Zubettgehen. Um tief und erholsam zu schlafen, muss Ihr Körper Serotonin und Melatonin bilden, beide sind als Hormone bekannt, die eine wesentliche Rolle bei der Regulierung des Schlaf-wach-Rhythmus spielen. Serotonin ist ein Neurotransmitter, der die Stimmung, den Appetit und das Energieniveau reguliert. Es trägt auch zur Verringerung von Angst und Stress bei. Melatonin ist ein Hormon, das zur Regulierung des natürlichen Wach- und Schlafzyklus des Körpers beiträgt. Es wird in der Zirbeldrüse produziert und abends und nachts in den Blutkreislauf abgegeben, um dem Körper zu signalisieren, dass er sich auf den Schlaf vorbereitet. Wird kein Melatonin gebildet, gibt es keinen Schlaf.

Schlaf fängt bereits am Tag an. Viele von uns sitzen den ganzen Tag im Büro und kommen kaum noch ans Tageslicht. Damit produzieren wir kaum Serotonin, das dann nachts in Melatonin umgewandelt werden kann. Vielleicht kennen

Sie das: Wenn Sie tagsüber aktiv waren, viel Zeit draußen verbracht und sich bewegt haben, dann schlafen Sie meist auch besser. Bewegung ist auf jeden Fall ein gutes Schlafmittel. Doch es gibt noch weitere Maßnahmen, die Sie für Ihre Schlafhygiene durchführen können.

- Trinken Sie abends nichts mehr, was aufputscht. Kein Alkohol, kein Koffein, keine Energydrinks.
- Essen Sie mindestens zwei bis drei Stunden vor dem Zubettgehen nichts mehr.
- Sorgen Sie für absolute Dunkelheit in Ihrem Schlafzimmer – das fördert die Bildung von Melatonin.
- Erschaffen Sie ein persönliches Abendritual, das Ihnen dabei hilft abzuschalten. Lesen Sie ein inspirierendes Buch, streicheln Sie Ihre Katze oder schreiben Sie in ein Dankbarkeitstagebuch.
- Trinken Sie einen Tee (keinen schwarzen oder grünen Tee, sondern Sorten wie Kamille oder Lavendel – diese lassen Sie zur Ruhe kommen).

- Verbannen Sie Ihren Fernseher aus dem Schlafzimmer. Sämtliche elektronischen Geräte haben im Schlafzimmer nichts verloren.

- Sorgen Sie für Ruhe im Schlafzimmer. Stellen Sie vor dem Zubettgehen beispielsweise nicht mehr den Geschirrspüler an. Selbst wenn Sie das Gerät nicht bewusst hören, Ihr Unterbewusstsein nimmt die Störung wahr.

- Sorgen Sie für eine Zimmertemperatur zwischen 15 und 18 Grad.

- Wenn Sie unruhig schlafen, probieren Sie eine sogenannte „Gewichtsdecke" aus. Gewichtsdecken sind therapeutische und beruhigende Einschlafhilfen, die ein Gefühl von Sicherheit und Komfort vermitteln sollen. Sie enthalten gleichmäßig verteilte Gewichte, in der Regel in Form von Glasperlen oder Kügelchen, die in Taschen in der Decke eingenäht sind. Diese Gewichtseinsätze verleihen der Decke ein ausreichendes Gewicht, um einen sanften Druckreiz auf den Körper auszuüben, wenn man sich im Schlaf bewegt. Dieser Druck wird von vielen Menschen als beruhigend empfunden und vermittelt dem Benutzer ein Gefühl von Komfort und Entspannung. Ihr Gehirn setzt jetzt gerade Oxytocin frei. Oxytocin ist Hormon und Neurotransmitter zugleich und hat eine Vielzahl von Wirkungen. Es besteht aus neun Aminosäuren und wird von der Hirnanhangdrüse ins Blut abgegeben. Die wohl bekannteste Wirkung von Oxytocin steht im Zusammenhang mit der Geburt, also mit den Gefühlen Geborgenheit, Sicherheit und Stressreduktion.

- Halten Sie Schlafroutinen ein. Gehen Sie möglichst jeden Tag zur selben Zeit ins Bett.
- Besorgen Sie sich einen Schlaftracker. Diese Geräte gibt es mittlerweile in verschiedensten Ausführungen. Damit können Sie erkennen, welche Schlafzeiten für Sie optimal sind, wann Sie morgens aufstehen sollten und wie Sie geschlafen haben. Daran erkennen Sie, welche Auswirkungen beispielsweise der spannende Krimi im Fernseher

auf Ihren Schlaf hatte. Ich benutze einen Ring, der mir genau anzeigt, wie ich geschlafen habe und welche Auswirkungen beispielsweise ein spätes Abendessen hatte. Probieren Sie es einmal aus, wenn Sie gerne neueste Technik verwenden.

- Verzichten Sie auf einen ausgiebigen Mittagsschlaf. Ein Powernap von maximal 20 Minuten ist erlaubt, alles, was darüber hinausgeht, stört Ihren Nachtschlaf.

- Schauen Sie sich abends keine spannenden Krimis oder aufregenden Sendungen mehr an. Lesen Sie auch keine allzu aufregenden Bücher mehr. Hören Sie lieber leise Musik oder lesen Sie ein inspirierendes Buch.

- Legen Sie mindestens zwei bis drei Stunden vor dem Zubettgehen Ihr Smartphone weg. Hören oder schauen Sie keine Nachrichten mehr.

Guter Schlaf lässt Sie nicht nur vitaler durch den Tag gehen, nein, er trägt auch in wesentlichem Maße zum Stressabbau bei.

# Krankheitsauslöser

Doch nicht nur Farbtherapie, Virtual Reality oder guter Schlaf sind wirkungsvoll für Ihre Selbstheilung. Auch Geräusche, wie beispielsweise das Plätschern eines Baches oder das Rauschen des Windes, sorgen für den Stressabbau. Da wir in unseren modernen Leben leider viel zu wenig in der Natur sind, benötigen wir Alternativen, um mit allen Sinnen, also auch auditiv, für den Stressabbau zu sorgen. Hierbei unterstützt Sie meine Audiodatei des „FlowModus".

Vielleicht fragen Sie sich, warum ich Ihnen diese Audiodatei bzw. die Affirmationen darauf kostenfrei zur Verfügung stelle. Wie ich bereits betont habe, bin ich fest davon überzeugt, dass der eigentliche Krankheitsverursacher immer Stress ist. Die dauernde Ausschüttung des Stresshormons Cortisol schadet unserem Körper nachweislich, das wird inzwischen auch durch die Wissenschaft und sogar die Medien thematisiert: Herzerkrankungen, Bluthochdruck,

Schlafprobleme und ein geschwächtes Immunsystem stehen, wie bereits erwähnt, mit einem Überschuss an Cortisol in Verbindung.

Und wenn Sie eine Schockdiagnose bekommen, ich nehme immer Krebs als Beispiel, dann haben Sie enormen Stress. Dadurch bleibt die Krankheit bestehen oder verschlechtert sich sogar. Würden Sie es aber schaffen, trotz Schockdiagnose und vor allem in der Zeit danach, neben Ihrer Therapie der Schulmedizin, in die absolute Entschleunigung zu gelangen, besteht eine gute Chance, dass Sie Stück für Stück in Richtung Genesung kommen. Diese These hat bei vielen Patienten bereits funktioniert. Wenn Sie es jetzt noch schaffen, sich Zeit zu lassen, versuchen, ins Innere zu kommen, dann haben Sie eine Chance.

Hören Sie Ihrer Krankheit zu, wenn sie Ihnen was flüstert, bevor sie schreit. Vielleicht denken Sie jetzt: Aber Zeit ist doch genau das, was ich nicht mehr habe, wenn ich eine solche Diagnose bekomme! Doch ich möchte Sie beruhigen.

Sie haben Zeit, denn Sie werden in der Regel nicht sofort sterben, sobald Sie eine Diagnose bekommen.

Ich schreibe das hier nicht einfach, weil ich dieses Buch mit Zeilen füllen möchte, nein, ich greife bei meinen Behauptungen auf Forschungsergebnisse von fast zehn Jahren zurück. Zudem habe ich zahlreiche Personen kennenlernen dürfen, die von Medizinern nach Hause geschickt wurden, zum Sterben, doch sie leben immer noch.

Sie kamen zu mir und wir haben miteinander gearbeitet. Diese Ergebnisse sind mein Ansporn, weiterzuforschen und nicht aufzugeben.

Meine Erfahrungen habe ich mittlerweile auch in Seminaren zusammengefasst. Wenn ich meine Seminare halte, stehe ich zu Anfang immer in der Mitte des Raumes und sage: „Jeder Zweite von Ihnen wird im Laufe des Lebens Krebs bekommen." Das rüttelt viele Teilnehmer wach und sie möchten dann wissen, was sie unternehmen können. Nicht nur gegen Stress, sondern generell für ihre Gesundheit und für eine positive Lebensenergie.

## Sofortanwendungen für mehr Lebensenergie und Flow

Nun möchte ich Ihnen noch weitere Informationen zum Thema Flow, Lebensenergie und auch Heilung mitgeben.

Heilung geschieht dort, wo Sie die Zeit vergessen. Gemeint ist damit, dass in einem solchen heilenden Moment etwas ganz Besonderes passiert: der Flow. Als Flow bezeichnet man das als beglückend erlebte Gefühl eines mentalen Zustandes völliger Vertiefung und des restlosen Aufgehens in einer Situation bzw. in einem Gedanken.

Flow gibt Ihnen eine unglaubliche Kraft, Selbstbewusstsein und Lebensenergie. Doch nicht nur das, während eines Flow-Zustandes setzt der Körper Botenstoffe frei, die Selbstheilung unterstützen können.

## Wie entsteht Flow?

Flow entsteht durch die optimale Bündelung von Konzentration, Aufmerksamkeit und Beobachtung. Um in einen Flow zu kommen, müssen Sie sich nicht anstrengen. Es geschieht mehr oder weniger fast von selbst – plötzlich befinden Sie sich mittendrin. Sie können einiges dafür tun, in einen Flow-Zustand zu gelangen, denn Lenkung und Ablenkung von Aufmerksamkeit können beeinflusst werden. Deswegen ist Flow auch kein Zufall, sondern eine klare Entscheidung. Versuchen Sie, sich gleich im anschließenden Text so richtig einzufühlen!

Hier einige Beispiele, wie Sie in den Flow kommen:

- Sommernächte genießen. Wenn die Wärme in der Luft steht, entsteht bei den meisten Menschen ein gewisses Gefühl der Leichtigkeit, des reinen Seins, des Flows.
- Nachts mit dem Auto durch eine Großstadt fahren und dabei entspannende Soulmusik (z. B. Saxofon) hören.

- Erinnern Sie sich an besondere Momente, in denen Sie Außergewöhnliches geleistet oder besondere, positive Erfahrungen gemacht haben. Das sind die sogenannten „Moments of Excellence" (MoE). Dabei können diese Momente auch visualisiert, also in Gedanken erlebt werden.

- Nehmen Sie unsere wundervolle Welt mit allen Sinnen wahr. Gehen Sie hinaus in die Natur. Atmen Sie tief ein, riechen Sie, wie der Wald riecht. Betrachten Sie die Adern an einem Blatt. Lauschen Sie dem Rauschen eines Baches. Fühlen Sie das Moos auf einem Baumstamm. Geben Sie sich dieser Erfahrung komplett hin. Schalten Sie Ihre Gedanken aus, seien Sie im Moment.

- Gehen Sie mit einer achtsamen Momentaufnahme durch Ihr Leben anstelle einer oberflächlichen Wahrnehmung.

- Sorgen Sie für mehr Aufmerksamkeit für die einfachen und schönen Dinge/Momente des Lebens.

- Lernen Sie, andere Menschen besser zu verstehen, indem Sie zuhören und beobachten.
- Nachts bei klarem Himmel in die Sterne schauen.
- Gute, sinnerfüllte Gespräche mit Freunden oder Fremden.
- Authentisch lachen, z. B. lustige Filme schauen (Simpsons, Eberhofer-Krimi, Austin Powers, Die Ritter der Kokosnuss usw.).
- Imaginative Zeit- oder Fantasiereisen mit der Lieblingsmusik machen.
- Sex.
- 10 Euro an ein Tierheim spenden.
- Reisepläne machen.
- Drei Kraftorte bestimmen und regelmäßig aufsuchen, das kann Ihr Garten sein, der Wald, eine Kirche oder auch eine Eisdiele.
- Katzenvideos auf Youtube anschauen.

- Eine Kerze anzünden und die Flamme beobachten.
- Einen Waldspaziergang mit allen Sinnen machen.
- Wolken hinterherschauen.
- Tief im Herzen an etwas oder jemanden glauben.
- „FlowModus" hören.
- Meditation ist eine uralte Praxis, die zu innerem Frieden und geistiger Klarheit führen soll. Dabei wird die Aufmerksamkeit auf einen einzigen Punkt gerichtet, z. B. auf die Atmung oder ein Objekt, um einen Zustand erhöhter Aufmerksamkeit und Entspannung zu erreichen. Meditation wird mit zahlreichen physischen und psychischen Vorteilen in Verbindung gebracht, darunter einer besseren Konzentration und einem geringeren Stresspegel.
- Jeden Tag dreimal bewusst dankbar sein. Vielleicht fallen Ihnen anfangs noch nicht viele Dinge ein, für die Sie dankbar sein können, weil Sie diese als selbstverständlich wahrnehmen. Doch wir können für so vieles in unserem Leben dankbar

sein. Fließendes Wasser, genug zu essen, ein Dach über dem Kopf. Wenn Sie anfangen, dankbar zu sein, werden Sie immer mehr entdecken, wofür Sie dankbar sein können.

- Vor dem Einschlafen an das schönste Ereignis des Tages denken.
- Zeit mit Menschen verbringen, die Ihnen wichtig sind.
- Jeden Tag etwas Neues ausprobieren.
- Die Sonne bewusst genießen.
- Tiere streicheln.
- Die kleine Hollywood-Therapie (Filme mit tiefem Sinn).
- Den Sonnenuntergang am Meer beobachten, z. B. auf Sylt.
- Die Morgenstimmung an einem See oder am Meer genießen.

- Cabrio fahren (am besten mit der Lieblingsmusik, laut aufgedreht).
- Im Hier und Jetzt leben.
- Kraft und Lebensenergie aus Akzeptanz und Dankbarkeit von Gegenwart und Vergangenheit ziehen.
- Energie aus Visionen und vorausschauenden, schöpferischen Gedanken erhalten.

Die komplette Liste können Sie kostenfrei und formlos unter heidelberg@email.de anfordern. Einfach nur mit dem Kennwort: Flow-Liste.

Entscheiden Sie selbst, was für Sie passt. Fangen Sie mit Kleinigkeiten an und integrieren Sie jeden Tag mindestens einen Flow-Moment in Ihr Leben. Ihr Körper, Ihr Geist und Ihre Seele werden es Ihnen danken.

Ich bin insbesondere ein großer Freund von Dankbarkeitsritualen und praktiziere das auch selbst. Jeden Abend, wenn Sie ins Bett gehen, denken Sie über zwei oder drei Dinge nach, die am Tag positiv waren. Nehmen Sie diese Gedanken dann mit ins Bett. Da Ihr Gehirn nachts aktiv ist, verarbeitet es diese wundervollen Gedanken. Das führt dazu, dass Sie bewusster werden für das, wofür Sie dankbar sein dürfen. Und Bewusstheit führt zu vermehrter Wahrnehmung. Wenn Sie dankbar sind, erfahren Sie also immer mehr Dinge, für die Sie dankbar sein können. Ist das nicht wundervoll?

Wenn ich in diesem Moment, in dem ich hier sitze und dieses Buch schreibe, nur noch eine einzige Botschaft an jemanden senden dürfte und danach sterben müsste, würde ich ihm sagen (und schreibe es hiermit für Sie auf):

Suchen Sie sich ein Entschleunigungskonzept, eine tiefe Entspannungsmethode. Nur für Sie.

Ausnahmslos jeder Mensch braucht in dieser Welt ein Entschleunigungskonzept. Viele Krankheiten und Schlimmeres könnten vermieden werden, wenn Menschen sich um die Entschleunigung ihres Lebens kümmern würden.

In meiner Tätigkeit als Therapeut und Unternehmer habe ich viele Menschen kennengelernt, die mich belächelt haben, wenn ich sie zur Entschleunigung motivieren wollte. Es gab zahlreiche Vorstände bzw. Personen in hohen Positionen, die behauptet haben, sie müssten nur vier Stunden schlafen und wären genauso leistungsfähig wie alle anderen Menschen. Ja, sie trieben es sogar noch weiter, denn sie meinten, mit diesem Schlafmangel seien sie auch noch etwas Besonderes. Wer vier Stunden schläft, wird krank und das wurden letztlich auch viele.

Beschäftigen Sie sich unbedingt, auch außerhalb dieses Buches, damit, was Ihr Körper braucht. Recherchieren Sie, holen Sie sich Impulse, testen Sie aus und erkennen Sie, was für Sie passt und was nicht.

Doch hier noch eine Warnung, speziell für Unternehmenslenker: Manche Unternehmen haben das Entschleunigungskonzept bislang so verstanden, dass sie sich irgendwelche Maßnahmen ins Unternehmen holen müssen, damit die Mitarbeiter eine Möglichkeit bekommen, kontrolliert ein paar Momente zu entschleunigen, und dann gleich wieder mit Vollgas an die Arbeit gehen können. Das finde ich bedenklich, denn wenn jemand nicht für sich selbst, aus freiem Willen, Möglichkeiten und Wege findet, zu entschleunigen, dann werden diese Bemühungen nicht fruchten. Früher haben die Unternehmen Tennis angeboten, sie hatten eigene Tennisplätze oder auch Fitnessstudios. Das war okay, doch mittlerweile hat das Modewort „Achtsamkeit" den Platz des Tennisplatzes eingenommen. Anzugträger aus dem Vorstand sitzen meditierend mit 30 anderen Leuten herum, machen kurz mit und verschwinden dann wieder in ihr Büro – das kann nie funktionieren. Es ist nicht freiwillig, es ist nicht individuell. Fallen Sie nicht auf irgendwelche „Entschleunigungs-Modeerscheinungen" herein. Sie entscheiden, was zu Ihnen passt.

Bislang haben leider nur wenige Menschen verstanden, wie unglaublich wichtig Entschleunigung ist. Diese Menschen allerdings verändern ihr Leben, teilweise mit herben Einschnitten, was ihren Job betrifft, denn wer weniger arbeitet, verdient meist auch weniger Geld.

Sie fangen an, mehr mit dem Hund herauszugehen, zu meditieren, die Natur zu genießen oder auch zu joggen. Sie entschleunigen und sorgen so aktiv für ihre Gesundheit – neben Zeit das wertvollste Gut, das wir haben.

Sie müssen aktiv herausfinden, was Sie entschleunigt und ebenfalls wie diese Entschleunigung so in das eigene Leben integriert werden kann, dass alles zusammenpasst. Nicht nur Ihr Bewusstsein muss davon überzeugt werden, dass Sie ab sofort achtsamer mit sich selbst sind, nein, auch Ihr Unterbewusstsein. Und das überzeugt Sie nur, wenn Sie handeln. Doch achten Sie darauf, dass aus dem Handeln, um zu entschleunigen, nicht direkt wieder Stress wird!

Denn leider ist es ein wenig aus der Mode geraten, dass man sich entspannen darf. Gerade in unserer Leistungsgesellschaft müssen wir dauerhaft liefern. Im Job, zu Hause, mit der Familie, in der Freizeit. Sie kommen abends fix und fertig nach Hause, spielen trotzdem pädagogisch wertvolle Spiele mit den Kindern, laufen zwei Stunden für Ihre Marathon-Vorbereitung, trinken einen Eiweiß-Shake und machen vor dem Schlafengehen noch zehn Sit-ups. Uff.

Das ist keine Entschleunigung – das ist Stress!

Wenn Sie also ob der Fülle der Möglichkeiten gerade eine gewisse Überforderung spüren, dann empfehle ich Ihnen für den Start eine einfache Atemübung: die Boxatmung der Navy Seals. Die Navy Seals sind eine hoch qualifizierte Gruppe von Sondereinsatzkräften der US-Marine im Militär der Vereinigten Staaten. Die Navy Seals sind für ihre Fähigkeiten und ihren Mut bekannt. Sie arbeiten unter schwierigen und oft gefährlichen Bedingungen. Sicher können Sie sich vorstellen, dass diese Menschen besondere Strategien benötigen, um auch in herausfordernden Situationen einen kühlen Kopf zu bewahren.

Die Boxatmung ist eine Technik, die von den Navy Seals eingesetzt wird, um in intensiven Situationen Konzentration, Ruhe und Klarheit zu bewahren. Dabei atmet man langsam und tief vier Sekunden lang durch die Nase ein, hält den Atem für weitere vier Sekunden an und atmet dann langsam für weitere vier Sekunden durch den Mund aus. Danach wird der Atem erneut für vier Sekunden angehalten.

Die „FlowModus"-Anwendung sowie die Boxatmung sind perfekt dazu geeignet, um den Vagusnerv, den dritten im Bunde von Zirbeldrüse & Co., wieder zu aktivieren. Was der Vagusnerv ist und warum dessen Aktivierung so wichtig ist, möchte ich Ihnen in der Folge erläutern.

# Der Vagusnerv

Der Vagusnerv ist der zehnte von zwölf Hirnnerven im menschlichen Körper. Man nennt ihn auch den Selbstheilungsnerv, weil er der längste aller Hirnnerven ist und an vielen wichtigen Vorgängen im Körper beteiligt ist. Obwohl er so wichtig ist, wissen auch hier nur wenige Menschen von dessen Existenz und den lebenswichtigen Funktionen, die er übernimmt. In den 350 antiken Büchern wird explizit auf diesen Nerv als Heilungsnerv hingewiesen. Der Vagusnerv, auch Nervus Vagus genannt, wurde bereits früh in der Geschichte der Menschheit erwähnt. Bereits um 150 nach Christus beschreibt der römische Arzt und Wissenschaftler Claudius Galenus den Vagusnerv sehr genau.

Claudius Galenus begann mit dem Medizinstudium in der Nähe der türkischen Stadt Smyrna (heute Izmir). Auf seinen Reisen sammelte er zahlreiche medizinische Erfahrungen und beendete seine Ausbildung zum Arzt in Alexandria. Danach berichtete Galenus den Menschen seiner Zeit immer wieder von der heilenden Wirkung des Vagusnervs. Leider wurde dieses Wissen nicht stetig weitergetragen, doch das ändere ich mit diesem Buch.

Dem Vagusnerv werden körperliche und geistige Wirkungsbereiche zugesprochen. In erster Linie befördert der Vagusnerv Informationen von unserem Gehirn zu den Organen und wieder zurück.

**Der Vagusnerv steht mit folgenden Organen im ständigen Austausch:**

- Gehirn
- Herz
- Lunge
- Leber
- Darm
- Bauchspeicheldrüse

- Nieren
- Magen
- und vielen mehr

Als wichtigster Teil des parasympathischen Nervensystems können zahlreiche Probleme auftreten, wenn der Vagusnerv z. B. gereizt ist. Der Parasympathikus (das parasympathische Nervensystem) ist eine Abteilung des autonomen Nervensystems, die als Selbstregulierungsmechanismus des Körpers fungiert. Er hilft, die Aktivität des sympathischen Nervensystems auszugleichen, das für die Kampf-oder-Flucht-Reaktion verantwortlich ist.

Der Parasympathikus signalisiert also dem Körper, sich zu verlangsamen und auszuruhen, wenn eine stressige Situation vorüber ist, sodass der Körper zur Homöostase zurückkehren kann. Er ist verantwortlich für die Steuerung der Entspannungsreaktionen des Körpers, die Verlangsamung der Herzfrequenz und Atmung, die Anregung der Verdauung und des Wasserlassens und die Förderung der Energieerhaltung. Indem das parasympathische Nervensystem dem Körper erlaubt, sich nach Zeiten intensiver Aktivität oder Stress auszuruhen, hilft es zur Aufrechterhaltung einer gesunden Organfunktion und des allgemeinen körperlichen Wohlbefindens. Und der Vagusnerv ist ein Teil davon.

Hier nun die Folgen eines gereizten Vagusnervs:

- Depressionen
- Sodbrennen
- Herzrhythmusstörungen
- Verringerte Herzratenvariabilität
- Verdauungsprobleme
- Angstzustände
- Beschleunigter Herzschlag
- Übelkeit
- Schwindel
- Schwitzen

- Kalte Füße
- Atemnot
- Chronische Entzündungen
- Müdigkeit und Abgeschlagenheit
- Verdauungsbeschwerden

Kommt es zu einem Verlust von Körperfunktionen und fehlt der regenerierende Effekt des Vagusnervs, kann dies auf Faktoren zurückgehen wie:

- Entzündungen, z. B. nach Infektionen, Erkrankungen, Unfällen usw.
- „Kopf-unten-Generation" (ständig auf das Handy schauen)
- Eine Unterbrechung der Versorgung des Vagusnervs, beispielsweise durch einen Schlaganfall
- Wirbelfehlstellungen im Halsbereich

Sie sehen erneut, wie wichtig dieser Nerv ist, von dem nur wenige Menschen wissen.

So aktivieren Sie Ihren Vagusnerv:

- „FlowModus"-Anwendung
- ViKo-Methode

Die ViKo-Methode ist ein audiovisueller Ansatz, der darauf abzielt, sowohl auditive als auch visuelle Impulse zu nutzen, um eine absolute Tiefenentspannung zu erreichen. Zudem kann die Methode für die erwartungsfokussierte Überschreibung negativ angelernter Programme genutzt werden. Mehr darüber erfahren Sie beispielsweise in meinen Seminaren.

- Atemübungen, z. B. Boxatmung der Navy Seals
- Kehlkopfvibrationen, bei denen stimmhafte S-Laute die Ausatmung ausdehnen
- Summen von A, O oder U, nach gleichem Prinzip wie die Kehlkopfvibrationen

- Gurgeln, beispielsweise mit Wasser
- Singen

Einige wenige Wissenschaftler und Forscher behaupten, dass der Vagusnerv auch als der sechste Sinn des Körpers (Intuition) fungiert und damit folgende Prozesse unterstützt: Immunabwehr, Neuronenbildung, Nährstoffhaushalt, Organfunktionen, Puls, Stressreaktionen, Wasserhaushalt, Verdauung, Blutdruck, Appetit und Hormonhaushalt.

In jedem Fall spielt der Vagusnerv eine entscheidende Rolle dabei, den Körper im Gleichgewicht zu halten und die allgemeine Gesundheit zu fördern. Er ist für die Verbindung des Gehirns mit fast allen inneren Organen des Körpers verantwortlich, fungiert als Relais zwischen ihnen und ermöglicht uns, auf unsere Umwelt zu reagieren. Insbesondere hilft er bei der Regulierung von Herzfrequenz, Verdauung, Atmung und Entzündungsreaktionen. Auf diese Weise hält er den Körper in einem Zustand der Homöostase und hilft, Krankheiten zu verhindern. Er ist auch wichtig für die emotionale Regulierung, da er uns ermöglicht, angemessen auf Stress zu reagieren, und uns hilft, eine positive mentale Gesundheit zu erhalten. Alles in allem ist er für die Aufrechterhaltung eines gesunden Lebensstils unerlässlich.

Nun wissen Sie, wie wichtig Thymusdrüse, Vagusnerv und Zirbeldrüse sind, und Sie haben einige Tipps erhalten, wie Sie diese aktivieren können. Zusammen mit den restlichen Tipps aus diesem Buch haben Sie somit einen reichen Schatz an Möglichkeiten für Ihre Gesunderhaltung zur Verfügung. Doch Wissen allein nützt noch nichts. Sie müssen in die Umsetzung kommen – jeden Tag aufs Neue. Fragen Sie sich, was Ihnen Ihre Gesundheit wert ist. Werden Sie sich dessen bewusst, wie Sie zukünftig handeln möchten. In allen Bereichen Ihres Lebens.

Nun habe ich weitere Tipps und vertiefende Informationen für Sie, wie Sie in den unterschiedlichsten Lebensbereichen dafür sorgen können, dass Sie gesund bleiben oder werden.

# Bewusster Medienkonsum

Sie wissen nun, dass es wichtig ist, dass Sie sich um Ihre Entschleunigung kümmern, und in meiner Flow-Liste schlage ich Ihnen sogar die Hollywood-Therapie vor. Doch das bedeutet nicht, dass ich Sie dazu einlade, permanent vor dem Fernseher zu sitzen.

Viele Menschen sagen mir in meinen Coachings und Seminaren, dass sie sich zum „Herunterkommen" vor den Fernseher setzen. Heutzutage befindet sich in nahezu jedem Wohnzimmer ein riesiger Fernseher, da diese Geräte inzwischen für viele leistbar geworden sind. Die meisten Leute haben nicht nur einen Fernseher, sondern dazu noch Spielekonsolen und Hunderte von Streaming-Diensten zur Verfügung, dazu die unerschöpflichen Inhalte des Internets.

Doch diese Art der „Entspannung" ist nicht wirklich entspannend, denn das Blaulicht von Bildschirmen hat

Einfluss auf unsere Tag-Nacht-Wahrnehmung. Es wirkt auf unsere Zirbeldrüse und hindert sie daran, Melatonin auszuschütten.

Melatonin trägt zur Regulierung unseres Schlafverhaltens bei. Der Melatoninspiegel ist nachts am höchsten, wenn es draußen dunkel ist, und tagsüber am niedrigsten, wenn es draußen hell ist. Das Schlafhormon wird also gebraucht, damit wir müde werden. Wenn wir viel künstliches Licht im Raum haben, weil wir es schön finden, wenn es um uns herum hell ist, und weil wir mit der Mär aufgewachsen sind, dass die Augen schlecht werden, wenn keine Lampen an sind, dann hindert das die Zirbeldrüse daran, Melatonin zu produzieren. Der Effekt: Sie werden nicht müde. Trinken Sie dann vor dem Zubettgehen noch ein Bier oder sonst irgendwas Aufputschendes, dann verzögert sich die Melatoninproduktion noch weiter. Ihre Schlafhygiene ist damit dahin.

Auf keinen Fall möchte ich das Fernsehen generell verteufeln. In Maßen (wie beispielsweise bei der Hollywood-Therapie eingesetzt) kann ein Film durchaus entspannend sein. Doch die meisten Menschen sehen sich keine entspannenden Sachen an, insbesondere abends, bevor sie ins Bett gehen. Sie beginnen mit den Nachrichten, wo quasi das Blut aus dem Fernseher tropft und nur von Mord und anderen Gräueltaten die Rede ist, und danach wird mit einem Krimi nachgelegt, bei dem die nächste Ladung Blut folgt. Und vor dem Zubettgehen werden noch einmal die Nachrichten angeschaltet.

Gut erinnere ich mich noch an die Auswirkungen von Schwedenkrimis auf meine Frau. Oft hat sie nach dem Konsum eines aufregenden Thrillers tatsächlich davon geträumt, dass sie verfolgt würde. Der Film lief in ihrem Unterbewusstsein einfach weiter. Wenn Sie einmal verfolgt wurden (ja, auch wenn es nur im Traum war), dann führt das zu einer kleinen posttraumatischen Belastungsstörung, die Sie nicht so einfach wieder loswerden.

So werden Sie nicht in einen erholsamen Schlaf finden. Wenn Sie nicht rund acht Stunden pro Nacht schlafen, kommt Ihr Gehirn nicht in die notwendigen Schlafphasen hinein, die es benötigt, um die Eindrücke des Tages zu verarbeiten und – Sie erinnern sich – Alzheimer verursachende Stoffe auszuspülen.

Stattdessen wachen Sie nachts ständig auf, bemerken das allerdings nicht. Morgens sind Sie todmüde und wie gerädert, wissen aber überhaupt nicht, warum.

Bedenken Sie: Sie haben die Wahl, ob und was Sie sich im Fernsehen ansehen. Ich kenne mittlerweile viele Menschen, die ihren Fernseher komplett entsorgt haben. So drastisch müssen Sie nicht vorgehen, doch Sie können versuchen (so mache ich es auch), Ihren Fernseh- und Medienkonsum deutlich zu reduzieren. Medienfasten, so könnte man es nennen, ist das Beste, was Sie machen können.

Ich habe bisher vielen Seminarteilnehmern und Patienten empfohlen, ihren Medienkonsum rigoros einzuschränken. Bereut hat es noch keiner von ihnen. Achten Sie darauf, womit Sie Ihren Kopf füttern. Jeden Tag und insbesondere jeden Abend vor dem Schlafengehen.

Zusammengefasst kann eine Reduzierung des Medienkonsums sowohl für die körperliche als auch für die geistige Gesundheit von Vorteil sein. Was die körperliche Gesundheit betrifft, so wurde festgestellt, dass weniger Zeit vor Bildschirmen und mehr Zeit für Aktivitäten im Freien zu weniger Fettleibigkeit, besseren Schlafgewohnheiten und einer besseren kardiovaskulären Gesundheit führen.

Auf geistiger Ebene kann eine Verringerung des Medienkonsums Angstgefühle, Depressionen und Stress verringern. Außerdem kann sie zu mehr Kreativität und sinnvolleren Beziehungen zu anderen führen. Eine Pause von den Medien kann uns helfen, im Moment präsenter zu sein, unsere Emotionen besser zu steuern und Selbstfürsorge zu betreiben. Letztlich kann eine Reduzierung des Medienkonsums zu einem gesünderen und erfüllteren Leben führen. Wenn das kein Grund ist, die „Glotze" einmal mehr auszuschalten ...

Und wenn Sie noch einen weiteren Grund brauchen: Fernsehen lässt auf Dauer Ihr Gehirn schrumpfen, das haben amerikanische Forscher festgestellt.

Doch um auch im Alter fit und leistungsfähig zu bleiben, benötigen Sie jede Ihrer Gehirnzellen.

# Gehirnreserven anlegen – lebenslang wissbegierig bleiben

Das menschliche Gehirn ist ein komplexes Organ, das unsere Gedanken, Gefühle und unser Verhalten steuert. Es ist zu unglaublichen Leistungen fähig, vom Auswendiglernen von Fakten bis zum Erlernen neuer Fähigkeiten oder Sprachen. Aber wie genau funktioniert es?

Unser Gehirn besteht aus ca. 100 Milliarden Nervenzellen (Neuronen), die mit über einer Trillion Synapsen miteinander verbunden sind. Ein Neuron ist mit bis zu 30 000 anderen Neuronen vernetzt. Es handelt sich hier um spezialisierte Zellen, die durch elektrische Impulse und chemische Reaktionen miteinander kommunizieren.

Wenn wir etwas Neues lernen, schaffen die Neuronen in unserem Gehirn Verbindungen untereinander. Dieser Prozess wird als Neuroplastizität bezeichnet und ermöglicht uns, Informationen zu speichern und sie später wieder abzurufen.

Die grundlegenden Prozesse, die Neuroplastizität beeinflussen, sind Aufmerksamkeit, Motivation und Aktivität. Durch Visualisierung, Meditation und geistige Arbeit allgemein verändern sich die Verbindungen zwischen Nervenzellen im Gehirn, indem sie stärker werden.

Dieses Phänomen hat allerdings auch einen Nachteil: Stress kann die Neuroplastizität verringern. Wenn wir unter großem und lang anhaltendem Stress stehen, kann das Gehirn schwerer neue Verbindungen schaffen und so zum Abbau vorhandener Nervenzellen führen. Das Ergebnis: Unsere kognitive Leistung lässt dann nach.

Das Gehirn verarbeitet auch Sinneseindrücke über unsere fünf Sinnesorgane: Sehen, Hören, Tasten, Schmecken und Riechen. Es wertet diese Informationen aus, um täglich ca. 20000 kleine und große Entscheidungen zu treffen. Ungefähr 20 davon sind für uns lebensweisend.

Unser Gehirn verändert sich ständig, passt sich an und verdrahtet sich neu als Reaktion auf unsere Gedanken, Gefühle, Erfahrungen und unsere Umwelt. Diese Fähigkeit zur Veränderung ist einer der Gründe, warum der Mensch so widerstandsfähig ist und Neues lernen kann.

Die ca. 1,4 kg schwere Masse in unserem Kopf macht rund 2 % des Körpergewichts eines Menschen aus, verbraucht allerdings bis zu 25 % seiner Energie aus allem, was wir essen und trinken.

Das menschliche Gehirn ist also wohl das leistungsfähigste Organ des Körpers. Es steuert unsere Gedanken, Entscheidungen und Emotionen und ist damit eines der wichtigsten Organe für unser Funktionieren als Individuum. Aber wie viel davon nutzen wir tatsächlich?

Studien zeigen, dass der Mensch im Durchschnitt nur etwa 10 % seiner gesamten Gehirnkapazität nutzt. Diese Angaben gehen je nach Land, Wissenschaftler und Studie bis auf 1 % runter. Doch halt – bei dieser Zahl geht es stets nur um die bewusste Nutzung – denn der Rest unseres Gehirns ist nicht faul und untätig, nein, es ist unbewusst tätig. Sicher kennen Sie es: Ihr Unterbewusstsein. Sie nutzen also Ihr Gehirn zu 100 %, nur eben nicht bewusst.

Leider ist es so, dass mit zunehmendem Alter die Fähigkeit unseres Gehirns, klar zu denken und Informationen zu verarbeiten, abnimmt. Dies ist auf viele Faktoren zurückzuführen, z. B. auf die Auswirkungen des Alterns auf die Neuronen und ihre Verbindungen, auf Veränderungen der kognitiven Fähigkeiten und auf eine Abnahme der Plastizität des Gehirns. Und sicherlich auch auf zu viel Fernsehkonsum ...

Die Plastizität des Gehirns bezieht sich auf seine Fähigkeit, sich als Reaktion auf unterschiedliche Erfahrungen zu verändern und anzupassen. Das bedeutet, dass die Verbindungen zwischen den Neuronen gestärkt oder geschwächt werden können, je nachdem, wie oft sie benutzt werden, welche Art von Reizen sie erhalten und wie lange die Stimulation andauert. Kurz gesagt: Wenn Sie Ihr Gehirn nicht trainieren, nicht täglich aktiv sind und etwas Neues lernen, haben Sie im Alter immer weniger Gehirnzellen und neuronale Verbindungen zur Verfügung. Das führt dazu, dass Sie sich schlechter an Ereignisse, Dinge und Personen erinnern. Vermutlich bemerken Sie diesen Prozess gar nicht, denn er ist schleichend. Doch Menschen, die Sie kennen, werden die Veränderungen bemerken.

Wenn Sie das nun alles lesen, wäre es doch eigentlich nur logisch, dass Sie versuchen, nicht nur einen kleinen Prozentsatz Ihres Bewusstseins zu nutzen, sondern ein höheres Bewusstsein anzustreben. Wenn man den alten Wissenschaftlern glauben darf, hatte die Menschheit vor tausend, und erst recht vor zweitausend, Jahren ein wesentlich höheres Bewusstsein als wir heute.

Doch bitte fangen Sie nicht erst im Alter damit an, Ihr Gehirn zu trainieren. Dann ist es zwar noch nicht zu spät, um zu trainieren, allerdings baut Ihr Gehirn schon rund um das 40. Lebensjahr massiv ab. Nutzen Sie also so früh wie möglich Ihre Chance, Ihr Gehirn langfristig aktiv zu halten.

Und mit aktiv meine ich aktiv. Ihr Gehirn braucht Herausforderungen, und zwar täglich und vielseitig. Viele

Menschen denken, sie müssten sich unbedingt entspannen, um Ihr Gehirn zu „schonen“, schließlich haben sie schon den ganzen Tag gearbeitet, mit der Familie interagiert und die Einkaufsliste im Kopf behalten. Deshalb setzen sie sich abends vor den Fernseher und lassen sich von sinnleeren Sendungen berieseln. Was glauben Sie zu lernen, wenn Sie jemandem am anderen Ende der Welt zuschauen, wenn dieser gerade Känguru-Hoden verspeist? Was ich davon halte, habe ich Ihnen bereits erläutert.

Auch der wohlverdiente Urlaub mit Entspannung und Erholung ist eher kontraproduktiv, wenn man ihn nicht richtig nutzt. Wenn Sie in den Urlaub fahren, drei Wochen am Strand liegen und auf das Meer hinausschauen, dann ist das zwar entspannend, doch Sie verlieren in dieser Zeit rund zehn IQ-Punkte. Zwar „erholt“ sich Ihr Gehirn von dieser vermeintlichen Erholung wieder, doch von den verlorenen IQ-Punkten erhalten Sie nur sieben oder acht wieder zurück. Diese müssen Sie dann erst wieder aufbauen. Auch ein Aufenthalt im Krankenhaus führt aufgrund der Eintönigkeit des Tagesablaufes recht schnell zu einem Abbau von Gehirnkapazität. Wenn Sie dann noch von Ihrem Krankenbett aus dem Fenster schauen und das gegenüberliegende Gebäude sehen, kann Ihnen wirklich niemand mehr helfen. Eine grüne Wiese, ein kleiner Wald als Ausblick würde hier die Situation der kognitiven Einbuße etwas verbessern.

Diesem Abbau, egal ob in Ihrem Alltag, im Urlaub oder in Ausnahmesituationen, können Sie allerdings durch vielfältige Methoden entgegenwirken. Ihr Gehirn möchte beschäftigt werden, um in seiner vollen Leistungsfähigkeit zu bleiben.

Möchten Sie Ihrem Gehirn (und damit sich selbst) etwas Gutes tun, sollten Sie zwei Elemente kombinieren: zum einen Ihr Gehirn kognitiv beschäftigen und zum anderen die notwendigen Vitalstoffe zuführen.

Lebenslanges Lernen ist aus meiner Sicht ein MUSS. Anstatt drei Wochen auf das Meer zu schauen, sollten Sie Ihren Urlaub aktiver gestalten. Nehmen Sie Bücher mit, lesen Sie. Sehen Sie sich neue Orte an. Versuchen

Sie, in der Landessprache zu kommunizieren. Probieren Sie neue Gerichte. Entdecken Sie eine neue Sportart mit ungewohnten Bewegungsabläufen. Bewegen Sie sich generell mehr, entdecken Sie Ihren Urlaubsort zu Fuß oder gehen Sie sogar wandern. Füttern Sie Ihr Gehirn mit neuen Informationen, dann fällt es Ihnen nach dem Urlaub leichter, wieder in Ihre Arbeit zu starten.

Und bitte reden Sie sich auf keinen Fall ein, dass Sie zu alt sind, um neue Dinge zu lernen. Seit ungefähr 20 Jahren wissen wir, dass unser Gehirn in jedem Alter dazu in der Lage ist, neue Verbindungen, sogenannte Synapsen, herzustellen. Bis vor 20 Jahren hieß es noch, dass im Erwachsenenalter keine neuen Synapsen entstehen können und das Gehirn nur noch abbaut, doch das stimmt nicht. Auch mit 80 Jahren können Sie noch dazulernen, zwar nicht mehr so aktiv wie mit 20, doch es ist möglich.

Vielleicht können Sie eine Sprache nicht mehr so leicht erlernen wie in jungen Jahren, doch auch hier: Es ist immer noch möglich!

Auch stabile soziale Verbindungen schützen Ihr Gehirn wirkungsvoll. Wer viele Kontakte hat, knüpft auch im Gehirn mehr Verbindungen als Menschen, die nur wenig mit anderen interagieren.

Um Ihr Gehirn zu trainieren, braucht es gar keine besonderen, komplizierten Programme. Fangen Sie in Ihrem Alltag an!

Der wichtigste Punkt ist eine positive Lebenseinstellung. Mir ist natürlich bewusst, dass Menschen, die krank sind, häufig negativ denken. Schließlich sind sie krank – niemand erwartet von ihnen, dass sie trotz schwerer Erkrankung glücklich lächelnd im Krankenhausbett liegen. Nein, unsere Gesellschaft fördert das Leiden sogar eher, denn es ist „konform". Kranke Menschen werden bedauert, müssen sich erholen, sie dürfen leiden. Doch Hand aufs Herz – wem nützt eine solche Vorgehensweise? Am allerwenigsten der kranken Person. Deshalb möchte ich Sie mit diesem Buch auch aufrütteln: Nutzen Sie die Möglichkeiten des positiven Denkens und Fühlens! Für sich selbst und Ihr Umfeld. Ihr Gehirn kann beides. Positiv und negativ denken. Sie entscheiden, was davon Sie trainieren und zulassen.

Sie haben jeden Tag die Möglichkeit, Ihr Gehirn zu trainieren, und zwar in Ihrem Alltag, ohne besondere Hilfsmittel. Denn Sie entscheiden nicht nur, ob Sie positiv oder negativ denken, nein, Sie entscheiden ebenfalls darüber, ob Sie Ihre Zähne jeden Tag gleich putzen oder es vielleicht einmal mit der anderen Hand versuchen. Sie entscheiden, mit welchem Bein Sie zuerst in Ihre Hose steigen. Es liegt in Ihrer Macht, immer den gleichen Weg zur Arbeit zu fahren oder gelegentlich neue Wege zu erkunden. Sie entscheiden, ob Sie im Lokal Schnitzel mit Pommes und Mayonnaise bestellen und essen, so wie immer, oder ob Sie ein neues, unbekanntes Gericht probieren.

Wenn Sie anfangen, Dinge anders zu machen, werden Sie sich vermutlich anfangs komisch oder gar unbeholfen vorkommen (glauben Sie mir, Zähneputzen mit der anderen Hand ist gar nicht so einfach). Vielleicht schaffen Sie es auch einige Tage nicht, Ihre Zähne perfekt zu putzen, doch schon nach einigen Tagen werden Sie feststellen, dass es Ihnen immer besser gelingt, denn Ihr Gehirn entwickelt neue neuronale Verbindungen. Mit allem, was für Ihr

Gehirn neu ist, bauen Sie Gehirnzellen auf. All das, was Sie schon Tausende Mal gemacht haben, ist für Ihr Gehirn eher langweilig.

Neue Technologien sind für unser Gehirn leider eher kontraproduktiv. Denken Sie einmal an das Navigationssystem, das mittlerweile in fast jedem Auto verbaut ist. Früher mussten Sie noch in den Stadtplan schauen, sich die Namen von Straßen oder Autobahnausfahrten merken und haben vielleicht unabsichtlich neue Ecken in Städten entdeckt, die Ihnen mit dem Navigationssystem heutzutage verborgen bleiben. Und den Weg merken müssen Sie sich auch nicht mehr.

Oder denken Sie an die Kassierer im Supermarkt. Früher hatten diese einen Großteil der Preise im Kopf und haben alles manuell eingetippt, jetzt erklingt nur noch das „Piep" des Scanners. Terminkalender übernehmen Erinnerungen an Geburtstage, Telefonnummern speichern wir ein, anstatt sie im Kopf zu behalten, und unsere Einkaufsliste erstellt Alexa.

Für unser Gehirn ist das Gift. Bitte verstehen Sie mich nicht falsch, ich möchte die Technik nicht verteufeln. Auch ich wäre ohne Navigationssystem aufgeschmissen. Auf manche technische Hilfsmittel können wir zwar kaum noch verzichten, aber wir können dafür sorgen, dass wir sie in Maßen einsetzen.

Hier nun zusammengefasst meine Tipps dafür, dass Ihr Gehirn bis ins hohe Alter fit und leistungsfähig bleibt[8]:

- Durch Bewegung entstehen neue Gehirnzellen.
- Versorgen Sie Ihr Gehirn mit ausreichend Flüssigkeit (zwei Liter stilles Wasser am Tag).
- Nehmen Sie alles bewusst über Ihre fünf Sinne wahr.
- Versuchen Sie, die Welt stets aus anderen Blickwinkeln zu sehen.
- Bauen Sie bewusst das Stresshormon Cortisol ab (Angst- und Stressorenminimierung).

---

8 Informationen zur Nährstoffversorgung, der zweiten wichtigen Säule für Ihr Gehirn, finden Sie im Kapitel „Mehr als ‚ausreichende‘ Nährstoffversorgung“.

- Achten Sie immer auf die beste Sauerstoffzufuhr (z. B. NACHTS), atmen Sie durch die Nase.
- Bücher, Zeitschriften und andere Informationsquellen lesen, um über aktuelle Themen und Trends auf dem Laufenden zu bleiben.
- Lösen von Rätseln wie Kreuzworträtseln und Sudoku, um die Problemlösungsfähigkeit zu trainieren.
- Üben oder Erlernen einer neuen Sprache, um die kognitive Flexibilität zu verbessern.
- Entwicklung eines Hobbys oder Aufnahme einer interessanten Tätigkeit, die das Gehirn herausfordert.
- Erlernen einer neuen Fähigkeit oder Teilnahme an Kursen, um Wissen und Verständnis zu verbessern.
- Spielen von Brettspielen mit der Familie oder mit Freunden, um Gedächtnis, Logik, Strategie und soziale Fähigkeiten zu trainieren.
- In ein Tagebuch schreiben, um Gedanken und Ideen zu ordnen.

- Anhören von Podcasts oder Besuche von Seminaren zu einem bestimmten Interessengebiet.
- Teilnahme an anregenden Gesprächen mit anderen, um Gedächtnis und Kommunikation zu trainieren.
- Pausen von der Routine einlegen, um aus einem mentalen Trott auszubrechen.
- Kreative Wege entwickeln, um Probleme oder Aufgaben in unserem Alltag anzugehen.
- Regelmäßig neue Aktivitäten ausprobieren, um geistig aktiv zu bleiben.

Ihr Gehirn kann so viel mehr, als Sie denken! Nutzen Sie dessen Potenzial.

Und vor allem – lassen Sie sich bloß nicht einreden, dass dies oder jenes ab einem bestimmten Alter oder mit einer gewissen Krankheit nicht mehr möglich ist. Denn das sind meist nur Paradigmen.

# Epigenetik und Paradigma

Die Bezeichnung Epigenetik gibt es zwar schon seit rund 30 Jahren, doch der Begriff ist, genauso wie der der Psychoneuroimmunologie, kaum bekannt. Diese beiden Bereiche stehen konträr zur Schulmedizin. Die Epigenetik untersucht, wie Umwelt- und Lebensstilfaktoren die Art und Weise beeinflussen können, wie sich unsere Gene ausdrücken und welche Faktoren langfristige Auswirkungen auf unsere Gesundheit und unser Wohlbefinden haben können.

Alles, was Sie tun, was Sie essen, trinken oder auch hören, wirkt auf Ihre 50 bis 70 Billionen einzelner Körperzellen. Wenn Sie also in einem Umfeld leben, in dem sich hauptsächlich sozial schwache Menschen aufhalten, dann sagt die Epigenetik, dass Sie mit hoher Wahrscheinlichkeit genau wie die meisten dieser Menschen werden. Das bedeutet, dass Sie keine oder nur sehr geringe Chancen haben, anders zu werden, als Ihr Umfeld es zulässt. Leben Sie in einem Umfeld, das durch Geld und Luxus bestimmt wird, dann – so sagt die Epigenetik – wird Ihr Streben nach Geld und Luxus ebenso sein. Mit anderen Worten, Sie nehmen auch das an.

Die Amerikaner nennen diese Annahmen Paradigmen. Ein Paradigma beinhaltet eine Reihe solcher Annahmen, Konzepte, Werte und Praktiken, die für die Gemeinschaft, die sie teilt, eine Art und Weise darstellen, die Realität zu betrachten. Es dient als Rahmen, der die Forschung und Untersuchung in jedem Bereich leitet und den Forschern die notwendigen Werkzeuge an die Hand gibt, um die Welt um sie herum zu verstehen.

Paradigmen bestimmen, wie Menschen Informationen interpretieren, einschließlich dessen, was berücksichtigt und was außer Acht gelassen wird. Sie prägen auch Einstellungen, Überzeugungen und Erwartungen an die Art und Weise, wie Dinge getan werden sollten. Letztlich bieten Paradigmen eine grundlegende Struktur dafür, wie Menschen in einer bestimmten Situation denken und handeln. Wenn wir Paradigmen verstehen, können wir besser nachvollziehen, wie verschiedene Gruppen von Menschen denken und Probleme lösen.

Sie haben jede Sekunde Ihres Lebens elf Millionen Sinneseindrücke. Nur ungefähr 25 davon gehen tatsächlich in Ihr Bewusstsein ein. Sie verarbeiten diese 25 Eindrücke bewusst, den Rest, also etwas mehr als zehn Millionen Sinneseindrücke, übernimmt Ihr Unterbewusstsein. Der bewusste Sinneseindruck ist damit für Sie vergangen, doch er ist nicht verschwunden. Denn ein unbewusster Sinneseindruck aus Ihrer Kindheit, dass es bei Aldi gut riecht, kann 20, 30 oder auch 50 Jahre später dazu führen, dass Sie bei Aldi einkaufen anstatt bei Lidl. Das ist Ihr Paradigma. Das ist Ihr Unterbewusstsein. Ihr Unterbewusstsein entscheidet, wie Sie mit Ihrem Partner, Ihren Kindern und der Welt interagieren.

In Ihrem bisherigen Leben haben Sie zahlreiche Paradigmen gespeichert, auch was die Themen Gesundheit oder auch Vererbbarkeit von Krankheiten betrifft.

Möchten Sie nun ein solches Paradigma verändern, dann ist das möglich, doch es ist reichlich Arbeit. Nur mit dem Lesen dieses Buches ist es beispielsweise noch nicht getan. Doch es ist ein erster Schritt.

Für eine Veränderung müssen Sie denken und vor allem fühlen.

---

*Ein Mensch ist das, worüber er den ganzen Tag nachdenkt.*

*Ralph Waldo Emerson, US-amerikanischer Philosoph und Schriftsteller (1803–1883)*

---

# Fühlen, was man denkt

Doktor Joe, wie ihn seine Freunde nennen dürfen, mit richtigem Namen Joe Dispenza, sagt: „Sie müssen denken, was Sie fühlen, und fühlen, was Sie denken."

Dr. Joe Dispenza ist ein US-amerikanischer Neurowissenschaftler, Chiropraktiker, internationaler Dozent, Forscher und New York Times-Bestsellerautor. Er hat sich jahrzehntelang mit der Wissenschaft der Veränderung befasst und konzentriert sich in seiner Arbeit darauf, wie Menschen ihr Gehirn neu verdrahten, neue neuronale Bahnen im Gehirn schaffen und ihr Leben durch Techniken wie Meditation, Visualisierung und positives Denken verändern können. Durch seine Vorträge in seinen Workshops und Seminaren hat Joe Dispenza Tausenden von Menschen geholfen, die Kluft zwischen Wissenschaft und Spiritualität zu überbrücken, indem er ihnen gezeigt hat, wie sie die neuesten Erkenntnisse der Neurowissenschaften und der Quantenphysik nutzen können, um ihr Gehirn auf Gesundheit, Glück und Erfolg neu zu programmieren. Er ist ein leidenschaftlicher Verfechter der persönlichen Transformation durch Selbstermächtigung und postuliert, dass jeder sein höchstes Potenzial erreichen kann, wenn er die Grenzen seines Verstandes zu durchbrechen versteht. Wie Sie vielleicht herausgefunden haben, kenne ich Joe Dispenza persönlich und habe mehrmals im Jahr die Gelegenheit, ihm meine Fragen bzgl. Selbstheilung zu stellen. Gerne möchte ich Ihnen daher sein Konzept verdeutlichen, denn es ist eines der Schlüsselkonzepte für Ihre Selbstheilung.

Sie müssen sich vorstellen, dass alles, was in dem Raum ist, in dem Sie sich gerade befinden, oder alles, was Sie sehen, irgendwann einmal mit einem Gedanken angefangen hat. Das ist das Gesetz des Anfanges. Dieses Gesetz können Sie auch für Ihre Gesundheit nutzen. Fangen Sie, falls nicht bereits geschehen, in diesem Moment an, daran zu glauben, dass Selbstheilung möglich ist, selbst dann, wenn Sie noch gar nicht krank sind. Und fühlen Sie das, was Sie denken. Wie fühlt es sich an, wenn Sie daran denken, dass Selbstheilung möglich ist und es vor Ihnen schon Millionen von Menschen weltweit geschafft haben? Ist das nicht ein wundervolles, ermutigendes und grandioses Gefühl?

Tauchen Sie ein in dieses Gefühl. Damit setzen Sie eine Kaskade von Botenstoffen, also Neurotransmittern, in sich frei, die dann tatsächlich in Richtung Gesundheit, Selbstheilung und Gesunderhaltung arbeiten. Krebszellen können vernichtet werden, Ihr Immunsystem stabilisiert sich und noch viele weitere, positive Effekte zeigen sich.

Vergessen Sie nicht, positiv zu denken und zu fühlen. Fangen Sie an, negative Gedanken zu stoppen und diese mit System in positive umzuwandeln. Lenken Sie negative Gedanken einfach um. Fühlen Sie das, was Sie denken, und denken Sie das, was Sie fühlen. Schritt für Schritt haben Sie so die Möglichkeit, in die Selbstheilung zu kommen.

*Meine größte Entdeckung an der Menschheit ist, dass die Menschen ihr Leben verändern können, indem sie ihre Einstellung verändern. Wir brauchen uns nur mit dem ruhigem, konzentrierten Geist so zu verhalten, als wäre die Vorstellung schon real. Wenn es mit unseren Emotionen und Glauben vermischt wird, kann uns alles gelingen.*

*William James, US-amerikanischer Psychologe und Philosoph (1842–1910)*

Im nächsten Schritt beginnen Sie, das zu glauben, was Sie fühlen. Schritt für Schritt setzt sich so eine Kaskade in Gang. Sind Sie bereits krank, dann denken Sie aktiv und entdecken, wie es Ihnen von Tag zu Tag besser geht.

Falls Sie noch nicht gut fühlen können, wie es Ihnen bald besser gehen wird, dann erinnern Sie sich daran, wie Sie sich gefühlt haben, als es Ihnen gut ging. Erinnern Sie sich daran, wann und wo Sie sich gut gefühlt haben. Denken Sie an diesen Moment, diesen Ort. Sagen Sie sich, dass es Ihnen von Tag zu Tag immer besser, besser und besser geht. Immer wieder, so lange, bis Sie das wirklich glauben und auch fühlen können.

Stellen Sie sich diese positiven Affirmationen oder Gedanken vor wie ein Lied, das Sie einstudieren wollen. Anfangs beherrschen Sie noch nicht alle Noten oder den Text. Doch mit jedem Üben verinnerlichen Sie mehr von der Melodie, vom Rhythmus, ja das gesamte Lied, bis es Ihnen in Fleisch und Blut übergeht. Sie haben Ihre Gefühle verinnerlicht genauso wie Ihre Gedanken. Das wirkt, Sie werden sehen.

Als ich selbst damit angefangen habe, meine Gedanken und Gefühle zu „steuern", es war vor ungefähr zwölf Jahren, habe ich bestimmt zwei Monate lang gebraucht, bis ich von meinen Gedanken in meine Gefühle gelangt bin. Also bitte – geben Sie sich Zeit. Wir sind Menschen, keine Maschinen. Wir brauchen eine Zeit lang, bis wir das System verstanden haben, doch es besteht auch nicht die Notwendigkeit der Eile.

Sie entspannen sich oder entschleunigen allein dadurch, dass Sie sich Affirmationen anhören oder sich diese selbst sagen und denken. Während Sie Affirmationen hören, können Sie nichts Schlechtes denken und sind entschleunigt und entspannt. Wenn Sie dann irgendwann auch fühlen können, dass Sie gesund werden, dann ist das die Königsdisziplin. Dann haben Sie es geschafft, dann werden Sie gesund.

Wenn Sie fühlen und glauben können, dann können Sie in die Selbstheilung kommen. Ich würde mich hüten, Dinge zu behaupten, die es nicht gibt. Aber zum Glück gibt es sie und ich bin dankbar dafür, dass ich Menschen kennenlernen durfte, die Selbstheilung erreicht haben.

Wenn Sie fühlen und glauben können, dann haben Sie eine Chance. Sie können alles schaffen, wenn Sie nur glauben – und handeln.

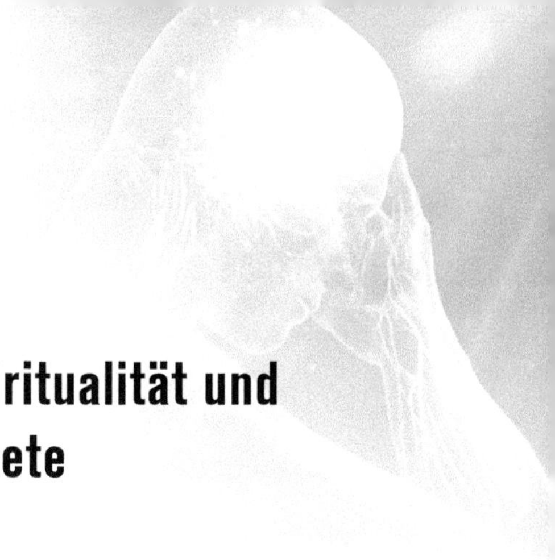

# Gesund durch Spiritualität und Heilgebete

Glauben Sie an eine höhere Macht? Bevor Sie dieses Buch jetzt zusammenklappen, weil Sie vermuten, dass ich Sie zu irgendeinem Glauben konvertieren möchte, bitte keine Sorge. Nein, es geht mir in diesem Kapitel vielmehr um eine Verdeutlichung der enormen Macht des Glaubens. Lassen Sie mich anders fragen: Glauben Sie daran, dass morgen früh ein neuer Tag beginnt? Vermutlich ja. Und vermutlich kennen Sie auch den Satz: Der Glaube versetzt Berge. Dass genau das möglich ist, möchte ich Ihnen nun verdeutlichen. In diesem Kapitel geht es um Heilgebete. Deren Anwendung und Wirksamkeit waren eine wichtige Essenz aus den 350 antiken Büchern. Doch vorab – was kann Glauben bewirken? Lassen Sie uns dazu auf die Nonnenstudie schauen.

Die Nonnenstudie ist ein langfristiges Forschungsprojekt, das 1986 von dem mittlerweile verstorbenen David Snowdon, damals Professor für öffentliche Gesundheit an der Universität von Minnesota, ins Leben gerufen wurde. Es untersucht das Altern und die Alzheimer-Krankheit bei 678 katholischen Nonnen aus dem Orden der Schulschwestern von Notre Dame. Im Mittelpunkt der Studie steht die Frage, wie Lebensstilfaktoren wie Ernährung und Bewegung das Risiko, an Alzheimer zu erkranken, beeinflussen. Sie hat wichtige Erkenntnisse darüber erbracht, wie sich einige Formen der Demenz verzögern und sogar verhindern lassen. Die Studie untersucht auch die möglichen Auswirkungen genetischer, umweltbedingter und lebensstilbezogener Faktoren auf die kognitive Alterung.

Das sind die bekannten Fakten, was jedoch aus meiner Sicht viel wichtiger ist, sind weitere Ergebnisse der Studie. Denn bei vielen derjenigen Nonnen, die bereits verstorben waren, wurde bei einer Obduktion, der die Nonnen im Rahmen der Studie zugestimmt hatten, festgestellt, dass bei einigen das Gehirn förmlich zerfressen von Alzheimer war, es war voll von Ablagerungen. Doch niemand hatte bemerkt, dass die Nonnen Alzheimer hatten. Die Gründe für die Beschwerdefreiheit waren aus Sicht von Beobachtern die lebenslange Arbeit und das Gebet der Nonnen, ihr Glaube an Gott.

Glaube hilft. Glaube bringt Heilung. Und Heilgebete wirken.

Wenn Sie beten (und das muss nicht zu Gott sein, Sie können auch zu sich selbst beten), dann gehen Sie ins Innere. Sie blenden die äußere Welt aus, konzentrieren sich auf das, was Sie möchten. Sie verändern Ihre Gehirnfrequenz, gelangen aus dem Stressmodus heraus. Ihr Körper produziert Botenstoffe und reguliert die Produktion von Stresshormonen. Wenn Sie daran glauben, dass Sie gesund werden, dann werden Sie das auch. Es gibt Tausende von Beweisen, nicht nur in meinen alten Büchern, dass Menschen das passiert, woran Sie glauben, und das schon seit Tausenden von Jahren.

Ist dabei nun eine höhere Macht im Spiel? Gott? Das Universum? Woran glauben Sie? Ich bin der festen

Überzeugung, dass die Macht zur Veränderung in uns allen liegt. Wir alle haben Göttliches in uns, wir sind Schöpfer unserer Realität. Der Glaube an diese Schöpferkraft hat Heilwirkung, egal, ob Sie nun für sich selbst in stillen Gedanken fest daran glauben, dass Sie wieder gesund werden, oder gemeinsam mit einer Gruppe Gleichgesinnter beten.

Vielleicht mögen Sie den Begriff „Gebet" auch nicht, da Sie diesen mit der Kirche in Verbindung bringen. Dann nennen Sie das Ganze innere Einkehr, Meditation oder schlicht und einfach inneren Dialog.

In meiner zweijährigen Ausbildung zum Meditationslehrer in einem buddhistischen Kloster wurde ich einmal gefragt, was der Sinn des Lebens ist. Damit meine ich nicht den Sinn, den viele Menschen im Außen suchen. Das kann der Job sein, der Porsche, die Familie, ein eigenes Haus, Freiheit oder auch, sich auszuleben. Doch all diese Lebenssinne haben eine Basis: Gesundheit. Denn ohne Gesundheit können Sie weder Ihren Job machen, eine Familie gründen noch ein Haus bauen, reisen oder all das tun, was Sie gerne tun möchten. Ohne Gesundheit nützen Ihnen das volle Bankkonto, die Rolex am Arm oder das schicke Haus nichts. Ohne Gesundheit können Sie Ihre Familie nicht so gut versorgen oder genießen, dass Ihre Enkel auf Ihrem Schoß sitzen.

Und selbst wenn Sie bislang nicht an irgendeine höhere Macht oder Ihre eigene Schöpferkraft glauben: Schaden kann Ihnen ein Gebet oder eine Innenschau auf keinen Fall! Diese Innenschau ist Meditation. Und bitte stöhnen Sie jetzt nicht auf, weil Sie irgendein Bild von still sitzenden Mönchen vor Augen haben, die tagelang nicht essen oder sprechen. Meditation ist so viel mehr.

Auch ich war lange Zeit kein Fan von Meditation. Doch während meiner Ausbildung durfte ich erkennen, dass es definitiv mehr gibt als das, was wir mit unserem Verstand erfassen können. Es gibt Dinge, die verstehen wir nicht, doch sie sind trotzdem da. Oder verstehen Sie z. B., warum die ältesten und berühmtesten Bauwerke der Welt, die Pyramiden von Gizeh, immer noch existieren bzw. wie sie gebaut wurden? Diese Pyramiden sind über 4500 Jahre alt und haben eine Seitenlänge von 230 Metern und eine Höhe von 140 Metern. Bis heute konnte nicht geklärt werden, wie die Pyramiden entstanden sind. Die technischen Mittel, mit denen man sich vorstellen konnte, wie die Pyramiden von Gizeh hätten entstehen können, waren faktisch nicht vorhanden. Also ich verstehe das wirklich nicht.

Sie müssen nicht alles verstehen. Was Sie allerdings tun müssen, ist Umsetzen. Das kann niemand für Sie erledigen.

Selbstverständlich müssen Sie dafür nicht jeden Tag zwei Stunden still meditierend im Schneidersitz verbringen und an nichts denken. Übrigens, versuchen Sie einmal, an nichts zu denken, das ist unfassbar schwierig. Nein, ich lade Sie ein, Ruhe zu finden und Ihre Gedanken ziehen zu lassen. Dabei können Sie die Natur beobachten, in eine Kerze schauen oder sogar aufmerksam gehen. Es gibt unzählige Arten der Meditation und ich bin mir sehr sicher, wenn Sie wirklich etwas in Ihrem Leben verändern möchten, dann finden Sie einen Weg, der zu Ihnen passt, um zu entschleunigen. Denn nichts anderes bedeutet die Meditation letztendlich: Entschleunigung.

Über die negativen Auswirkungen von Stress haben Sie in diesem Buch schon einiges erfahren.

Stress ist Krankheitsauslöser Nummer eins. Wir alle haben Stress. In der Familie, im Job, in der Freizeit. Oft merken wir gar nicht, dass wir Stress haben, denn Stress ist allgegenwärtig. Entschleunigung ist daher ein wichtiges Element für Ihre Gesunderhaltung bzw. Gesundheitswiederherstellung.

Falls Ihnen das nun alles zu „esoterisch" oder „spirituell" ist (Achtung, hier gibt es Unterschiede), dann möchte ich Sie dazu ermutigen, einfach wieder mehr auf Ihre Intuition zu hören. Wenn Sie müde sind, ruhen Sie. Wenn Sie eine Speise nicht mögen, dann streichen Sie diese von Ihrem Speiseplan. Wenn Sie sich gestresst fühlen und einen Spaziergang machen möchten, dann überlegen Sie nicht lange: Schlüpfen Sie in Ihre Schuhe und gehen Sie los! Wenn Sie eine Zeit lang still in die Wolken schauen möchten, um Ihre Gedanken ziehen zu lassen, dann sollten Sie sich davon nicht abhalten lassen.

Ihre Intuition, Ihr Unterbewusstsein, weiß, was Sie gerade brauchen. Ist das nun schon Spiritualität oder gar Meditation? Egal, wie Sie es nennen, auf jeden Fall ist es völlig normal. Wir haben nur in unserer stressigen Welt verlernt, auf unsere Bedürfnisse zu hören und vor allem sie auch umzusetzen.

Sicherlich ist es in Ihrem Alltag nicht immer möglich, aus dem Meeting zu verschwinden, nur weil Sie gerade einen Bewegungsdrang haben, doch dann finden Sie Alternativen! Gehen Sie zur Toilette und machen Sie ein paar Stretchübungen. Gehen Sie in der Mittagspause raus. Essen Sie den Burger ohne Brötchen, wenn Sie Getreide nicht vertragen. Sagen Sie Ihren Kindern, dass Sie fünf Minuten Ruhe brauchen und dann gerne mit ihnen spielen. Schauen Sie fünf Minuten in die Luft und hängen Ihren Tagträumen nach.

Wenn Sie Möglichkeiten suchen, sich Zeit für sich zu nehmen und zu entschleunigen, werden Sie welche finden. Wenn Sie meditieren möchten, werden Sie diese Zeit im

Alltag einplanen können. Wir alle haben Zeit für die Dinge, die uns wichtig sind.

Ihr Körper und auch Ihr Geist werden es Ihnen danken.

Ich möchte Sie an dieser Stelle nicht mit zu vielen Konzepten rund um die weiteren Möglichkeiten Ihres Geistes behelligen. Wenn es Sie interessiert, wie es möglich ist, ein höheres Bewusstsein zu erreichen, das Ihnen in Ihrem gesamten Leben helfen kann, gesund zu bleiben, zu werden und generell ein zufriedeneres Leben zu leben, dann schreiben Sie mir gerne oder kommen Sie zu einem Seminar nach Heidelberg.

Das, was ich Ihnen aber unbedingt verdeutlichen möchte, ist Folgendes: Sie tragen Heilkräfte in sich. Das haben schon zahlreiche Gelehrte, Ärzte und Heiler in vielen Schriften bewiesen, nicht nur im Altertum, sondern auch in der Neuzeit. Nutzen Sie Ihr Potenzial. Und glauben Sie an sich. Sie sind so viel mehr als „nur" Ihr Körper.

Nähren Sie alle Teile von sich. Körper, Geist und Seele.

# Bewegung, Sauerstoff und Co.

Nun haben Sie schon eine Menge über einen möglichen Heilungsprozess, den „FlowModus" und Ihre Gedanken und Gefühle erfahren. Zum Abschluss gebe ich Ihnen noch handfeste Tipps, die Ihnen helfen, gesund und fit zu bleiben bzw. eventuell zu werden.

1) Bewegen Sie sich regelmäßig. Sie sollten sich ungefähr zweieinhalb bis drei Stunden wöchentlich zügig bewegen. Warum? Nun, es gibt eine finnische Studie, die besagt, dass Sie 6,4 Jahre länger leben, wenn Sie jeden Tag 30 Minuten Nordic Walking machen, also sich einfach nur zügig bewegen. Und 6,4 Jahre länger mit seinen Liebsten verbringen, das ist doch schon etwas, oder?

2) Jedem Menschen empfehle ich zudem, spätestens ab dem 50. Geburtstag Gewichtstraining zu machen,

um den Muskelabbau zu verhindern. Der beginnt nämlich eigentlich bereits um das 45. Lebensjahr. Bis zu 1 % der Muskeln wandelt sich ab diesem Alter jährlich in Fett um. Dazu kommt, dass der Körper Eiweiß schlechter verwertet, gleichzeitig aber mehr davon benötigt. Trotzdem ist es möglich, auch im fortgeschrittenen Alter Muskeln aufzubauen und vor allem zu erhalten. Wenn Sie nichts gegen den Muskelabbau unternehmen, werden Sie von Rückenschmerzen geplagt, Sie werden gebrechlich, stürzen leichter und es kommt häufiger zu Knochenbrüchen.

Wenn Sie mit 80 Jahren ein gebrochenes Bein haben und im Krankenhaus liegen, ist die Chance groß, dass Sie nie mehr richtig auf die Beine kommen, weil Ihr Körper recht zügig abbaut. Sind Sie nicht fit, haben Sie diesem Abbau nichts mehr entgegenzusetzen. Vermeiden Sie diese Situation, indem Sie Muskeln aufbauen. Dafür brauchen Sie nicht, stundenlang im Fitnessstudio Hanteln zu stemmen. Training mit Therabändern ist eine gute Alternative, sie kosten wenig, sind platzsparend und man kann überall mit den Bändern trainieren, ob im Wohnzimmer oder im Garten. Alternativ funktioniert das Training auch mit Wasserflaschen, oder Sie investieren in ein günstiges und gutes Hantelset.

Der Bewegungsablauf ist für den Muskelaufbau wichtig, er sollte nicht variieren, sondern möglichst immer gleich sein, um den maximalen Muskelaufbau zu erzielen. Nehmen Sie ein kleines Gewicht und machen Sie viele Wiederholungen, das hat den gleichen Effekt wie weniger Wiederholungen mit einer schweren Hantel. Einige der besten Übungen sind Bizepscurls, seitliches Heben, Trizepsstrecker, Rudern und Kniebeugen. Weitere Informationen zur Ausführung dieser Übungen bietet Ihnen das Internet.

3) Atmen Sie!

Luft bzw. Sauerstoff ist einfach lebensnotwendig. Sauerstoff brauchen wir in jeder Zelle. Es gibt allerdings Unterschiede zwischen dem Sauerstoff in der Stadt München oder der Hamburger Innenstadt oder Heiligkreuzsteinach, einem kleinen Örtchen im Geopark Odenwald. In den Städten werden Sie in der Luft kaum pflanzliche Sekundärstoffe, also Terpene, finden, die gut für Ihre Gesundheit sind. Terpene sind organische Verbindungen, die in vielen Pflanzen vorkommen. Sie sind verantwortlich für die vielfältigen Duft- und Geschmacksnoten von Früchten, Kräutern, Blumen, Gewürzen, Harzen und ätherischen Ölen. Diese Verbindungen werden auch mit einer Reihe von gesundheitlichen Vorteilen in Verbindung gebracht – von Schmerzlinderung bis hin zur Modulation des Immunsystems. Sie haben bekanntermaßen antimikrobielle, entzündungshemmende und antioxidative Eigenschaften.

Zu den häufigsten Terpene produzierenden Pflanzen gehören Nadelbäume wie Kiefern. Ohne Bäume könnten wir nicht leben – und die meisten Bäume gibt es eben auf dem Land, in den Wäldern, dort gibt es auch den meisten Sauerstoff. Nicht nur deswegen empfehle ich jedem, der mich fragt – und dazu stehe ich –, weg aus der Stadt und aufs Land zu ziehen.

Atmen Sie tief durch, sooft Sie können. Nutzen Sie die Boxatmung, um zur Ruhe zu kommen. Tiefes Atmen sorgt sofort für Entschleunigung. Versuchen Sie, etwas länger auszuatmen als einzuatmen, wenn Sie sich gestresst fühlen. Und ansonsten lassen Sie Ihren Atem frei fließen.

4) Gehen Sie in die Natur!

Ein Team rund um den bekannten Psychiater Manfred Spitzer hat Studien durchgeführt, die zeigen, dass Menschen, die im Krankenhaus liegen und auf einen Baum oder eine grüne Wiese schauen können, ungefähr 25–30 % schneller genesen.

Studien haben gezeigt, dass der Aufenthalt im Freien eine Vielzahl von Vorteilen hat, darunter die Verringerung von Stress und Ängsten, die Verbesserung der Stimmung und geistigen Klarheit, die Steigerung der körperlichen Aktivität und die

Förderung des Selbstbewusstseins. Zusätzlich zu diesen physiologischen Vorteilen kann uns die Verbindung mit der Natur auch helfen, eine neue Perspektive zu gewinnen, und führt zu mehr Selbstbewusstsein und innerem Frieden. Alles in allem ist der Aufenthalt in der Natur ein unglaublich wichtiger Teil der Erhaltung einer guten körperlichen und geistigen Gesundheit. Nutzen Sie also die Gelegenheit, wenn Sie können, und gehen Sie nach draußen! Genießen Sie die frische Luft, erkunden Sie neue Orte und erfreuen Sie sich an der Schönheit, die die Natur zu bieten hat.

Ihr Körper und auch Ihre Seele werden es Ihnen danken.

# Zu guter Letzt …

Liebe Leserin, lieber Leser, wir sind am Ende dieses Buches angekommen. Ich habe meine „Geheimakte Gesundheit" für Sie geöffnet und hoffe, ich konnte Ihnen deutlich machen, um was es wirklich im Leben geht. Nämlich um die wichtigste Sache der Welt: Ihre Gesundheit.

Sie ist die Basis für alles im Leben. Ohne Gesundheit sind Sie nicht imstande, alle anderen wichtigen Dinge aufrechtzuerhalten – weder Ihre Arbeit noch Ihre Beziehungen oder Ihren Alltag. Ohne Gesundheit ist alles nichts, so abgedroschen dieser Spruch auch klingen mag.

In diesem Buch haben Sie erfahren, was Sie brauchen, um gesund zu bleiben und zu werden. Selbstheilung ist möglich, ich hoffe, diese wertvolle Erkenntnis konnte ich Ihnen mitgeben. Die Essenz des Wissens aus 350 antiken Büchern steht Ihnen nun in komprimierter Form zur Verfügung, abgerundet durch meine Erfahrungsberichte aus vielen Jahren als systemischer Sozialtherapeut, Neurotherapeut und Psychoonkologe. Wenn Sie sich nun wünschen, noch tiefer in die Materie der Selbstheilung einzusteigen, dann freue ich mich, wenn ich Sie bei einem meiner Seminare bei Heidelberg begrüßen darf.

---

*Willst du den Körper heilen, musst du zuerst die Seele heilen.*

*Platon, antiker griechischer Philosoph und Schüler von Sokrates (347–427 v. Chr.)*

---

Wie im Kapitel „Spiritualität und Heilgebete" bereits erwähnt, habe ich vor einiger Zeit eine zweijährige Meditationslehrer-Ausbildung in einem buddhistischen Kloster absolviert. Eigentlich hatte ich dort zu keiner Zeit hineingepasst, denn ich bin weder Mönch noch Buddhist. Trotzdem wünschte ich mir, dass mir die Mönche etwas beibringen, das ich an Krebspatienten und auch alle anderen Menschen, die sich dafür interessieren, wie sie Körper und

Geist gesund erhalten können, weitergeben kann. Und genau so war es auch. Durch diese außergewöhnliche Ausbildung sowie die Beschreibungen über geheimnisvolle, heilende Bewegungen aus den alten Büchern entwickelte ich eine Schnittstelle zwischen Körper und Geist – die heilungsfördernde Oszillations-Bewegungslehre entstand. Dieses einzigartige Konzept dauert gerade acht Minuten pro Tag und ist einfach und überall durchführbar.

Des Weiteren haben mein Team und ich in den zehn Jahren „Deutsches Lehr- und Forschungsinstitut Heidelberg" die weltweit einmalige ViKo-Methode entwickelt. Das sind einzigartige Methoden, die Menschen helfen, wieder mehr Lebensqualität und Entschleunigung in ihr Leben zu bringen, um ihre Selbstheilungskräfte zu aktivieren. Habe ich Sie neugierig gemacht? Dann melden Sie sich gerne bei mir und erfahren Sie mehr darüber, wie und wo Sie diese Methoden erlernen können.

Ich hoffe nun, dieses Buch hat Sie dazu inspiriert, an sich selbst und die Ihnen innewohnenden Kräfte zu glauben.

Sehr gerne lade ich Sie dazu ein, Ihr neu erworbenes Wissen in einem meiner leicht verständlichen Seminare zu vertiefen und anzuwenden.

Ich bringe Menschen zum Bahnhof.

Ich kann ihnen auch noch sagen,
an welchem Gleis ihr Zug steht.

Oft kaufe ich ihnen sogar
noch das Ticket am Schalter ...

Aber einsteigen und losfahren
muss jeder selbst.

Leider habe ich im Laufe meiner
Wissensvermittlung einige Menschen am
Bahnsteig stehen sehen,
die nicht eingestiegen sind.

Der Zug ist ohne sie abgefahren.

Die meisten aber hatten
eine gute Fahrt.

Viele Patienten habe ich sagen hören:

Verdammt, wenn mich der Typ damals nicht
zum Bahnhof gebracht hätte,
ich hätte mein Ziel
vielleicht niemals erreicht.

Der Zug steht bereit.

Sie entscheiden, ob Sie einsteigen oder nicht.

Ich freue mich, wenn Sie mitfahren!

Ihr

Karlheinz Greim-Fürstenberg

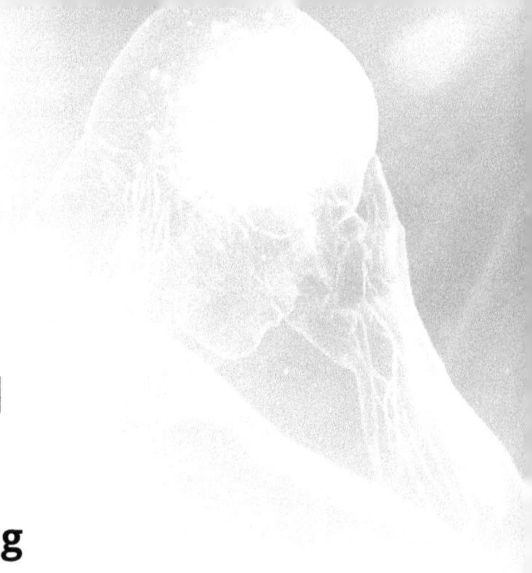

# Anhang

## Empfehlungen mit Wirkung

Für meine Arbeit wurde ich vom ERFOLG Magazin 2021 ausgezeichnet. Die 5-Sterne-Auszeichnung und Listung unter den wichtigsten Experten in Deutschland, Österreich und der Schweiz ehrt mein Lebenswerk. Von Business AWARD Berlin erhielt ich die Gold-Auszeichnung für meine Forschungsergebnisse in der Krebsforschung.

## Wolfgang Maly und die Maly-Meditation

Wie ich bereits am Anfang dieses Buches erwähnt habe, ist die Maly-Meditation eine Heilmeditation zur Selbstheilung. Sie ist eine anerkannte integrative Methode zur spirituellen Unterstützung medizinischer Behandlungen.

Private Sitzungen zur psychoonkologischen Beratung und zum Erlernen der Maly-Meditation für Patienten und Angehörige unter der Anleitung von Wolfgang Maly finden in seiner Praxis in München und Venlo/Niederlande statt. Die Maly-Meditationstherapie-Sitzungen bei Wolfgang Maly sowie die Selbstmediation im Anschluss zu Hause bei den Patienten konnten schon vielen Betroffenen helfen. Sowohl die Patienten als auch ihre Angehörigen berichteten von einer deutlichen Verbesserung ihrer Lebensqualität, weil sie wieder Hoffnung schöpfen und an eine Besserung glauben konnten. Viele Patienten erlangen mithilfe der Maly-Meditation eine beachtliche Lebenszeitverlängerung – zum Teil von mehreren Jahren. Einige seiner Patienten sind mittlerweile tumorfrei oder gelten sogar als geheilt.

Meine eigenen Erfahrungen und Anwendungen bestätigen die Erfolge von Wolfgang Maly. Präventiv angewendet, stärkt die Maly-Meditation das Immunsystem, reduziert Stress und verhindert Depressionen und Burn-out. Durch das gemeinsame Praktizieren der Maly-Meditation werden partnerschaftliche und zwischenmenschliche Beziehungen harmonisiert und gestärkt. Die Maly-Meditation vereint uralte Heiltechniken, wie z. B. Meditation, Gebet und Hand auflegen.

Weitere Informationen unter: www.wolfgang-maly.de

Mit bestimmten Voraussetzungen können Sie auch die Fachausbildung zum Maly-Meditationstherapeut absolvieren.

Weitere Informationen erhalten Sie unter der E-Mail-Adresse: malymeditation@mail.de

## FlowModus – die Audiodatei

Wie versprochen, hier ein kleiner Auszug aus der „FlowModus"-Audiodatei, der Ihnen Lust auf mehr machen soll. Es handelt sich hier um den Prolog (Einleitung). Die Audiodatei können Sie kostenfrei hier bestellen:

https://www.lebenohnekrankheit.de/kostenfreie-cd/

Die Audiodatei ist in einer wertschätzenden „Du-Form" eingesprochen.

„Hallo und herzlich willkommen. Das musikalische Werk, das du gerade hörst, habe ich für dich gemacht, damit du persönlich deine Selbstheilungskräfte in dir aktivieren kannst. Dafür bin ich in verschiedene Länder gereist und habe dort teilweise jahrhundertealte Melodien und Klänge gesucht, die den Menschen dort schon immer geholfen haben, wieder gesund zu werden. Ich habe das Ganze noch mit positiv formulierten Erwartungshaltungen modifiziert, sodass, und das ist wissenschaftlich bestätigt, dein Körper und dein Geist wieder in Einklang kommen. Diesen Zustand nennt man den Flow-Modus. Durch die Qualität unserer Gedanken und Gefühle können wir gesundheitsfördernde Effekte in uns erzeugen und so Heilung erreichen. Das hat die Wissenschaft bestätigt.

Die spezielle Musik der Affirmationen erreicht dein Unterbewusstsein und unterstützt so deinen Verstand für Gesundheit und Heilung. Höre mehrmals einen oder mehrere Titel, dann hast du den größten Nutzen. Ein guter Zeitpunkt dafür ist morgens nach dem Aufwachen, aber auch abends vor dem Einschlafen oder wann immer du möchtest. Beim Hören der Audiodatei versuche, die gesprochenen Sätze nicht mit deinem aktuellen Gesundheitszustand zu vergleichen. Sondern stelle dir einfach eine Situation in naher Zukunft vor, in der sich all das Gehörte für dich bereits erfüllt hat. Genau dann setzt dein Körper gesundheitsfördernde Botenstoffe frei und hilft dir zu genesen. Auch wenn du es momentan nicht wirklich ganz empfinden kannst, stelle dir vor, dass deine Erwartungshaltung schon eingetreten ist. Du fühlst dich gut und gesund wie nie zuvor. Sei davon überzeugt, dass deine Gedanken zur Wahrheit werden und dies der Zustand deiner Zukunft sein wird. Wenn du beim Hören einschlafen solltest, macht das nichts. Dein Unterbewusstsein nimmt es trotzdem wahr."